石门外治流派丛书

银屑病中医特色疗法

主 编 胡素叶 王月美 白艳秋

U0309872

世界图书出版公司

图书在版编目（CIP）数据

银屑病中医特色疗法 / 胡素叶，王月美，白艳秋主编 . --北京：世界图书出版公司，2021.12
　　ISBN 978-7-5192-8952-2

　　Ⅰ . ①银… Ⅱ . ①胡… ②王… ③白… Ⅲ . ①银屑病—中医疗法 Ⅳ . ①R275.986.3

中国版本图书馆 CIP 数据核字（2021）第 197701 号

书　　　名	银屑病中医特色疗法
（汉语拼音）	YINXIEBING ZHONGYI TESE LIAOFA
主　　　编	胡素叶　王月美　白艳秋
总 策 划	吴　迪
责 任 编 辑	韩　捷　崔志军
装 帧 设 计	霍　杰
出 版 发 行	世界图书出版公司长春有限公司
地　　　址	吉林省长春市春城大街 789 号
邮　　　编	130062
电　　　话	0431- 86805559（发行）　0431- 86805562（编辑）
网　　　址	http：//www.wpcdb.com.cn
邮　　　箱	DBSJ@163.com
经　　　销	各地新华书店
印　　　刷	三河市嵩川印刷有限公司
开　　　本	787 mm×1092 mm　1/16
印　　　张	14
字　　　数	244 千字
印　　　数	1—2 000
版　　　次	2022 年 1 月第 1 版　2022 年 1 月第 1 次印刷
国 际 书 号	ISBN 978-7-5192-8952-2
定　　　价	88.00 元

《银屑病中医特色疗法》

编 委 会

主 编

胡素叶　王月美　白艳秋

副主编

邢　倩　周荣欣　栗　伟
曹欢欢　王　玲

编 委

胡素叶　邱洞仙　周荣欣
栗　伟　牛占卫　王月美
边　莉　白艳秋　张立欣
师小萌　李佩赛　邢　倩
柴旭亚　张晓冉　吴　娅
刘　阳　曹欢欢　王　玲
武宁波　张　月

丛书序

中医外治疗法是祖国医学伟大的瑰宝，早在 1973 年马王堆汉墓出土的《五十二病方》中就有 36 种病在治疗时用到了外治疗法，之后《金匮要略》《外科正宗》《证治准绳》《石门外治流派》等历代医书中都记载了大量的外治疗法。

"传承精髓，守正创新"，石门皮肤团队在李领娥教授的带领下，深入挖掘古今中医药的精髓，在前人的基础上，进行继承和创新，在皮肤科临床中运用 30 余种"简、便、廉、效"的中医外治疗法，来解决患者看病难、看病贵的问题。如火针疗法，通过对火针针具的改良，研制出新型李氏针具，拓展了火针疗法的治疗范围，广泛用于皮肤科。《针灸聚英·火针》曰"人身之处皆可行针，唯面上忌之"，而改良的火针可以治疗面部各种皮损，同时还解决了奇痒、难消、疼痛三大皮肤科的难点问题。还有蜡疗疗法、小针刀疗法、盐熨疗法等，具有患者痛苦少、操作简单、费用低等特点，可极大缩短皮肤病的治疗疗程，并得到国内外同行的一致赞许，同时吸引大量皮肤科同人前来观摩学习。

"火曰炎上"，凡具有温热、升腾作用的事物均归属于火。中医外治疗法中的火针、火疗、中药热奄包、拔罐、灸、熨、蜡疗、中药熏蒸等治疗归属于火。同时这些疗法属于外治疗法中的温法，在治疗久病不愈、瘙痒剧烈的皮肤病方面疗效显著。

"水曰润下"，凡具有寒凉、滋润、向下运行的事物均归属于水，中医外治疗法中的活性氧水浴、中药药浴、离子喷雾、中药淋洗等治疗归属于水。这些疗法属于外治疗法中的润法，针对糜烂、渗出、红色斑丘疹的皮损疗效显著。

"木曰曲直"，凡具有生长、生发、条达舒畅等作用或性质的事物均归属于木。中医外治疗法中的中药烟熏、中药面膜、中药封包等治疗归属于木。这些疗法属于外治疗法中的和法，针对皮肤干燥、肥厚的皮损疗效显著。

"土爰稼穑"，凡具有生化、承载、受纳作用的事物均归属于土。中医外治疗法中的中药湿敷、穴位贴敷、穴位埋线、脐封等治疗归属于土。这些疗法属于外治疗法中的调法，针对慢性皮肤病如慢性荨麻疹、湿疹、银屑病等疗效显著。

"金曰从革"，凡具有清洁、肃降、收敛作用的事物均归属于金。中医外治疗法中的梅花针叩刺、针刺、中药化腐清创、刮痧、中药灌肠等治疗归属于土。这些疗法属于外治疗法中的通法，在治疗皮损肥厚、缠绵难愈的皮肤病方面，尤其是血热或热毒型皮肤病疗效显著。

在重点病种上，如白疕（银屑病）、粉刺（痤疮）、蛇串疮（带状疱疹）、白驳风（白癜风）、湿疮（湿疹）等都可使用中医外治疗法，每种疾病的外治疗法很多，如粉刺（痤疮）就有药物面膜、中药湿敷、中药涂擦、小针刀、火针、放血、拔罐、光电、果酸、激光等疗法，针对不同的皮损给予不同的治疗方法，极大地提高临床的治愈率和患者的满意度。

中医外治疗法具有"简、便、廉、效"的特色优势，为了更好地传承中医，使皮肤科同道能更好地学习和掌握石门外治中医适宜技术，我们将中医外治疗法进行了整理，编辑出版"石门外治流派"丛书，以供同道交流学习。

前　言

　　银屑病是一种遗传与环境因素共同作用诱发的以红斑、丘疹、鳞屑为主要表现的慢性炎症性皮肤病，中医称之为"白疕"。银屑病病因至今尚未明确，治疗也没有痊愈的方案，当今社会随着生活节奏和工业化进程的加快，银屑病的患病率有逐年升高的趋势。中医有句俗话说："内不治喘，外不治癣。"概因这两种疾病在临床上被历代医家视为难治之症，难以根除，对患者的生活质量有极大的负面影响。尽管如此，随着我国中医药学的进步和发展，皮肤科医生有了更多的技术和方法帮助、引导患者正确地防治银屑病。鉴于此，我们编写了这本《银屑病中医特色疗法》，为的是让银屑病患者及家属能从中医的角度科学、正确地认识银屑病，避免走上治疗的误区。

　　本书共分三篇，上篇是银屑病基础理论部分，针对广大医务人员和银屑病患者关心的银屑病概述、病因病机、临床表现、诊断及鉴别诊断、中西医治疗、治疗研究等实际问题，给予独到而科学的解答。中篇介绍了银屑病中医特色外治疗法，包括药浴疗法、湿敷疗法、封包疗法、熏蒸疗法、蜡疗、火针疗法、水针疗法、埋线、放血等19种特色疗法，临床实用性强。下篇是银屑病临床经验荟萃，介绍了银屑病辨证施治经验、银屑病现代名医诊治经验、银屑病临床用药经验及银屑病典型案例剖析，浅显易懂、贴近生活，让读者对银屑病的临床诊治有更为清晰的认识。文后附有银屑病中医治疗的相关专家共识，供读者查阅参考。本书说理清晰、案例生动、可及性强，以期能更好地供中医爱好者、银屑病患者及家属参考使用。

本书适用于皮肤科、中医科及相关专业人员、银屑病患者及家属参阅使用。编写过程中查阅了大量银屑病的防治资料，集合了多位银屑病现代名医的诊治经验，限于时间和水平，难免有不足之处，请广大读者和同道批评指正，同时也对参与编写的医务工作者表示衷心的感谢。

编 者

2020 年 5 月

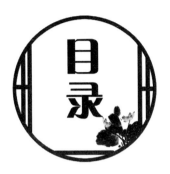

上篇　银屑病基础理论

中篇　银屑病中医特色外治疗法

下篇　银屑病临床经验荟萃

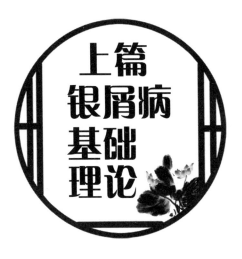

上篇
银屑病
基础
理论

第一章　银屑病概述

第一节　银屑病的病名来历

一、银屑病——白疕

中医学对银屑病早有认识。隋代巢元方的《诸病源候论》最早记载了对银屑病类证候的分类描述，称其为白癣、干癣，并有较详细的描述，如"干癣，但有匡廓，皮枯索痒，搔之白屑出是也"。从描述的临床表现来看，它概括了现代医学的银屑病、脂溢性皮炎、玫瑰糠疹、扁平苔藓等具有"干癣"特征的多种皮肤病，这样的认识虽然很笼统，但为后世医学家进一步了解、认识本病奠定了基础。明清时代对银屑病的认识已趋于成熟，成书于清初的《外科大成》首次提出"白疕"的病名，"白疕，肤如疹疥，色白而痒，搔起白，俗呼蛇风"，该书对"白疕"临床表现的描述与现代医学的银屑病基本一致。

1956 年在全国皮肤病会议上一致通过，中医文献统一使用"白疕"的病名，因为其中的"白"字能反映银屑病白色脱屑的特点，"疕"字则形如匕首刺入皮肤而成病，反映本病的顽固难治性。

二、银屑病——牛皮癣

"牛皮癣"这一病名，是银屑病的俗称，在我国民间广为流传，历史悠久。称其为"牛皮"，可有两种理解：一是该病对抗治疗，反复发作且难以根治，其"韧性，有如牛皮"；二是本病在有些患者皮肤上的损害因反复发作及种种治疗后，变得肥厚、暗红互相融合成斑块，表面苔藓样或皮革状，而少有鳞屑，形如牛身上的皮肤。

经考证，中医文献中的"牛皮癣"又称为"摄领疮""顽癣"，是一种状如牛领之皮，厚而且硬，好发于颈项的皮肤病，如明朝《外科正宗》所记载，如

"牛项之皮",与现代医学上的神经性皮炎大致相同,也可能包括斑块状银屑病、肥厚性慢性湿疹和角化型皮肤癣等增厚、难愈的局限性皮肤顽症。所以中医文献中所称的"牛皮癣"与银屑病并不等同。

三、银屑病——癣病

由于中医古籍中曾将银屑病称为"松皮癣""干癣""狗皮癣"或"风癣",而本病外观有时和"癣病"也很相似,因形而分,将本病列入"癣"之中。其实真正的"癣病"是指由皮肤浅部真菌入侵人体皮肤角质层、毛发和指(趾)甲等所引起的一种浅表感染性皮肤病,与银屑病根本无任何瓜葛。我国早在清朝就已将银屑病与"癣"区别开来,《医宗金鉴》第一次把"癣"与"白疕"分别论述,明确"白疕"与"癣"的区别,认为"白疕"是"由风邪客于皮肤,血燥不能荣养所致"。"牛皮癣"一词,易令人误导,使其与真菌性皮肤病相混淆,甚至会令患者对"癣"入座,误用治疗"癣病"的药,而使病情恶化或反复。现在看来,把银屑病称为"牛皮癣"是不合适的,应放弃不用。

第二节　古代医家对银屑病的认识

银屑病中医称之为"白疕",是一种以红斑、丘疹、鳞屑损害为主要表现的慢性炎症性皮肤病,因抓去鳞屑有点状出血,如匕首刺伤皮肤之状,故称白疕。

中医学很早就对银屑病有了一定的认识,论述颇多。由于缺乏统一的命名,所以有关银屑病的相关知识往往散见于"干癣""湿癣""松皮癣""蛇风""白疕""白壳疮"的相关论述中。

一、症状描述

《诸病源候论·干癣候》载云:"干癣,但有匡郭,皮枯索痒,搔之白屑出是也。"《疮疡经验全书·癣候》亦有类似记载,如"干癣,搔之出白屑,索然凋枯,如蟹脯路之形",这些描述与本病相似。至《外科大成》作为一个病加以上论述,如云:"白疕,肤如疹疥,色白而痒,搔起白屑,俗名蛇虱。"《医宗金鉴·外科心法要诀》则秉承其说,"此证俗名蛇虱,生于皮肤,形如疹疥,色白而痒，搔起白皮"。《外科证治全书·卷四·发无定处》中说："白疕，又名疕风，皮肤燥痒，起于疹疥而色白搔之屑起，渐至肢体枯燥坼裂，出血痛楚，十指间皮肤而不能搔痒。因岁金太过，至秋深燥金用事，乃得此证，多患于血虚体瘦之人"，较为详尽地描述了本病的特点。

二、病因病机

《诸病源候论》认为"干癣"的病因病机"皆是风湿邪气，客于腠理，复值寒湿与气血相搏所生"。明代李梴所著的《医学入门》认为："疥癣皆血分热燥，以致风毒克于皮肤。"首次提出了"血热"为"干癣"的病因，并提出了"养血润燥"的治法。明代申斗垣所著的《外科启玄》首次提出了"白壳疮"这一病名。"白壳疮者，即癣也……皆因毛孔受风湿之邪所生"。《外科正宗》认为："顽癣，乃风、热、湿、虫四者为患……皆血燥风毒克于脾、肺二经。"《外科大成》认为本病是"由风邪客于皮肤，血燥不能荣养所致"。

三、治疗

唐代孙思邈所著的《备急千金要方》中首次提到用灸法来治疗"癣"，王焘所著的《外台秘要》对银屑病的治法论述较多，很重视"湿邪""虫邪"在"干湿癣"中的作用，注重"燥湿杀虫"，总结了很多治疗"干湿癣"的外用方剂。《外科正宗》首次提出内服消风散与外用土槿皮散联合用药，开创了内服、外用药物的先河。《外科大成》并提出"养血疏风"等治法，以"搜风顺气丸""神应养真丹"治之。并且该书对砭法治"癣"很重视，"发痒时，用针刺百余下，出尽毒血，随用盐汤浸洗，内服表散之药，出汗除根，经云，湿淫于内，其血不可不砭"。这对现在治疗银屑病都有一定的借鉴意义。《医宗金鉴》主张发散风热、清热燥湿，初服防风通圣散，次服搜风顺气丸。

第三节　近代医家对银屑病的认识

一、赵炳南认为血热是银屑病发生的内在因素，是发病的主要原因

赵炳南认为七情内伤、过食腥荤、外感风邪或夹杂燥热之邪等原因使内外合邪，热壅血络，风热燥盛，肌肤失养而发病，病久则夺津灼液，阴血内

耗,故将本病分为血热和血燥两种类型。

1. **血热型** 相当于寻常型银屑病进行期。治宜清热凉血活血,选用白疕一号(经验方):生槐花一两、紫草根五钱、赤芍五钱、白茅根一两、大生地一两、丹参五钱、鸡血藤一两。若风盛者,可加白鲜皮、刺蒺藜、防风、秦艽、乌梢蛇;若夹杂湿邪者,可加薏苡仁、土茯苓、茵陈、防己、泽泻;若热盛者,可加胆草、大黄、栀子、黄芩、牡丹皮;血瘀者可加红花。

2. **血燥型** 相当于寻常型银屑病静止期。治宜养血润肤、活血散风,选用白疕二号(经验方):鸡血藤一两、土茯苓一两、当归五钱、干生地五钱、威灵仙五钱、山药五钱、露蜂房五钱。若兼脾虚内湿者,加白术、茯苓、生薏苡仁、猪苓、扁豆皮;阴虚血热者,加知母、黄柏、二冬(天门冬、麦门冬)、槐花;痒感明显者,加白鲜皮、地肤子;血虚明显者,加熟地、白芍、丹参。

二、朱仁康认为血热是本病的主因,辨证治疗分四型

朱仁康认为血热是本病的主因,由于平素血热,外受风邪,而致血热生风,风盛则燥,故皮损潮红、脱屑;风燥日久,伤阴伤血,而致阴虚血燥,肌肤失养,故皮肤干燥,叠起白屑。从而将本病分血热、血燥、风湿、毒热四型治疗。

1. **血热型** 多见于银屑病进行期,由于血热内感,外受风邪,伤营化燥;症见皮损发展较快,呈鲜红色,不断有新的皮疹出现,心烦、口渴、大便干,舌质红紫,苔黄,脉弦滑。治宜凉血、清热、解毒为主,予土茯苓汤(经验方)药用:生地30g,紫草15g,生槐花30g,土茯苓30g,蚤休15g,白鲜皮15g,大青叶15g,山豆根9g,忍冬藤15g,生甘草6g。

2. **血燥型** 多见于银屑病静止期,证属风燥日久,伤阴耗血。症见病久不退,皮肤干燥,呈淡红色斑块,鳞屑层层,新的皮疹已出现不多,舌淡,苔薄白,脉弦细。治宜养血活血、滋阴润燥,药用:生、熟地各15g,当归12g,丹参12g,桃仁9g,红花9g,玄参9g,天冬9g,麦门冬9g,麻仁9g,甘草6g。

3. **风湿型** 由于风湿阻络,伤营化燥。症见:周身泛发皮损,并见关节疼痛,尤以两手指关节呈畸形弯曲,不能伸直,舌淡红,苔薄白腻,脉弦滑。治宜通络活血,祛风除湿。药用:桂枝9g,当归12g,赤芍12g,知母9g,桑寄生9g,防风9g,桑枝15g,怀牛膝9g,忍冬藤15g,络石藤9g,鸡血藤30g,甘草6g。

4. **毒热型** 证属风湿热之邪,郁久化毒。症见:身发皮损,两手掌皮肤

深层起脓疱，舌红，苔薄黄，脉弦滑数。治宜理湿清热、搜风解毒。药用：乌梢蛇9g，秦艽9g，漏芦9g，大黄6g，黄连9g，防风6g，生槐花9g，土茯苓30g，苦参9g，苍、白术各9g，白鲜皮9g。

三、顾伯华辨证治疗分为七证

顾伯华认为本病因营血亏损、生风生燥、肌肤失养而致。初起多挟有风寒或风热之邪侵袭肌肤，以致营血失和，气血不畅，阻于肌表而生，也有兼因湿热蓄积，外不能宣泄，内不能利导，阻于肌表而成；病久风寒、风热、湿热之邪已化，而气血耗伤，则血虚风燥、肌肤失养更为显著；或因营血不足，气血循行受阻，以致瘀阻肌表而成；或因肝肾不足，冲任失调，更使营血亏损。临床辨证治疗分为风寒、风热、血热、湿热蓄积、血虚风燥、血瘀、肝肾不足、火毒炽盛七个证型。治疗风寒型关节型银屑病，立法宜祛风散寒、养血润燥。常用药物如：净麻黄、川桂枝、制川乌、苍耳子、白芷、白鲜皮、地肤子、当归、鸡血藤、乌梢蛇等。如肝肾不足型女子伴有冲任不调症状时，可选用熟地、当归、白芍、制首乌、仙茅、仙灵脾、黄精、菟丝子、苍耳草、地龙片。

四、张志礼辨证治疗分为八证

张志礼认为血热是本病主要根源，将本病分为血热、血燥、血瘀、湿热、热毒、寒湿、脓毒、毒热八个证型辨证治疗。

1. 血热证　方选凉血活血汤（白疕一号）加减，药用：紫草根、茜草根、大青叶、板蓝根、白茅根、土茯苓、槐化、山豆根、生地、牡丹皮、丹参、赤芍等。

2. 血燥证　方选养血解毒汤（白疕二号）加减，药用：当归、鸡血藤、丹参、川芎、天冬、麦门冬、生地、白鲜皮、土茯苓、草河车、板蓝根等。

3. 血瘀证　方选活血散瘀汤（白疕三号）加减，药用：桃仁、红花、三棱、莪术、丹参、鸡血藤、鬼箭羽、陈皮、白花蛇舌草、土茯苓等。

4. 湿热证　方选八生汤加减，药用：生白术、生枳壳、生薏仁、生芡实、车前子、泽泻、牡丹皮、生地、草河车、土茯苓等。

5. 热毒证　药选金银花、连翘、蒲公英、败酱草、锦灯笼、山豆根、板蓝根、大青叶、白茅根、紫草根、茜草根、元参等。

6. 寒湿证　药选秦艽、乌梢蛇、鸡血藤、青风藤、海风藤、桂枝、羌独活、木瓜、桑枝、草河车、土茯苓等。

7. 脓毒证　药选羚羊角粉、牡丹皮、生地、白茅根、紫草、板蓝根、土茯苓、金银花、连翘、生薏仁、苦参、生石膏等。

8. 毒热证　药选羚羊角粉或生玳瑁、生栀子、黄连、金银花、连翘、蒲公英、败酱草、生地、冬瓜皮、桑白皮、牡丹皮、白茅根、车前子、生石膏等。

第四节　当代医家对银屑病的认识

一、徐宜厚等辨关节型银屑病为风湿痹阻证、肝肾不足证两型

1. 风湿痹阻证　治宜祛湿清热，解毒通络。方选独活寄生汤加减：羌活10g，独活10g，防风10g，秦艽10g，桑寄生12g，木防己12g，豨莶草12g，透骨草12g，乌梢蛇12g，络石藤15g，半枝莲15g，鬼箭羽15g，制川乌6g，制草乌6g。

2. 肝肾不足证　方选麦味地黄丸加减。药用生熟地10g，炒牡丹皮10g，麦门冬10g，五味子4.5g，泽泻4.5g，茯苓4.5g，伸筋草15g，千年健15g，鬼箭羽15g，金毛狗脊15g，钩藤15g，当归12g，牡丹皮12g。

二、禤国维、马绍尧认为关节型银屑病多为风湿寒痹证，治以祛风除湿、解毒通络活血为法

禤国维等认为关节型银屑病多为风湿寒痹证。治以疏风散寒，和营通络。方以桂枝汤加减：桂枝10g，白芍10g，炙甘草5g，生姜3片，大枣10枚，苍耳子10g，白芷10g，白鲜皮20g，地肤子10g，当归15g。如有关节畸形、功能障碍，可加羌活10g，独活10g，桑寄生15g，秦艽15g，威灵仙15g，桑枝30g，以祛除风湿、活络通经，减去白芷、牛蒡子等解表之品。

马绍尧认为本病因风寒湿邪合而为痹，阻于肌肤经络，日久流注关节所致。郁久化热，灼血伤肤，湿热熏蒸，可并发脓疱。治宜散风祛湿，清热通络。方选独活寄生汤加减：羌活、独活、秦艽、桑寄生、苍术、鸡血藤、虎杖、乌梢蛇、炙地龙、忍冬藤。加减：伴有脓疱者，加黄芩、黄连、黄柏、白花蛇舌草；伴有红皮病者，加鲜生地、紫草、白茅根、水牛角；伴皮肤糜烂、流汁者，加土茯苓、泽泻、车前草。对关节肿痛，外用阳和解凝膏，或外贴香桂活血

膏、麝香镇痛膏等。

三、欧阳恒论治泛发性脓疱病型银屑病要点

1. 以高热为要害，宜按温病辨证。

2. 按正邪消长不同，可分为高热危笃期、发热缓解期、稳定康复期。高热危笃期治以清热泻火，方用凉血解毒汤，酌加青黛、紫草、狼毒，并选西洋参、玄参等扶正护阴之品；发热缓解期治以清解余热、益气养阴为主，方用竹叶石膏汤、黄连解毒汤和鞠通玉女煎加减；稳定康复期治以益胃汤、增液汤加西洋参之属。

3. 病情危重复杂，宜综合救治

（1）首当重视发热，分析其原因，采取相应对策。

（2）妥善处理皮损，局部以皮损 1 号（桑白皮、地骨皮、白鲜皮、芒硝、黄柏、黄连、大青叶、漏芦等）外洗，或以青黛调麻油外涂；后期可以药熏 1 号（苦参、蛇床子、白鲜皮、白芍、紫苏等）行全身药浴或熏蒸浴，效果良好。

（3）注意固护气阴。

4. 在以上基础上坚持足够疗程，合理应用西药，加强护理，保持环境与卫生等都是不容忽视的。

四、艾儒棣认为湿热型白疕宜健脾除湿

艾儒棣认为，湿热型白疕以脾虚为本，湿毒为标，久则入于血分外发于肌表。脾为后天之本，脾虚常常母病及子导致肺卫不固、易感外邪；素体脾虚或恣食膏粱厚味使脾胃运化失常，湿邪由内而生，湿邪郁久化热酿而成毒，脾主四肢肌肉，故湿、热、毒与外邪相合蕴于血分而发于肌肤。正如《诸病源候论·卷三十五》云："夫内热外虚……气虚则肤腠开，为风湿所乘。脾主肌肉，内热则脾气温，脾气温则肌肉生热也，湿热相搏，故头面身体皆生疮。"脾失健运，"脾胃之气既伤，而元气亦不能充，而诸病之所由生也"，进一步导致阴阳失衡、正气不足无以抗邪，使邪气壅滞人体，病情反复，缠绵难愈。这类银屑病患者的皮损常以四肢为重，颜色淡红，有浸润感，鳞屑不厚，但瘙痒难忍乃湿毒浸渍之故。故艾儒棣指出，应重视健运脾胃、扶正以驱邪，提出进展期以健脾除湿、清热解毒为大法；邪热蕴久必伤阴，消退期以健脾除湿、养阴润燥为治则；肺卫不固导致易反复感邪，恢复期以健脾除湿、益肺固表为治法。

五、李领娥认为寻常型银屑病辨证以血热为主

李领娥认为，银屑病病机特点以血热为主，外邪为辅，其邪包括外感六淫、饮食失节、情志内伤，内外合邪，内不得疏泄而化火生热，热壅肌肤而成。近几年李领娥根据临床经验，研制出了口服中药膏方及外用中药膏和外用中药洗剂，联合中药药浴、湿敷、蜡疗、拔罐等特色中医外治疗法，将清热、凉血、滋阴融于一体，起到清热解毒、调和气血的功效，加快银屑病皮损的消退，大大缩短了银屑病的治疗疗程，减轻患者的痛苦，临床无不良反应。

第五节　银屑病的流行病学

一、银屑病的患病率

20世纪70年代初期陆续有各地区的银屑病调查报告，这些曾为我国银屑病的流行病学和防治研究提供了可靠的依据，但因各地的调查方法、所列项目、标准、诊断分型和统计分析等方面不甚一致，且我国幅员辽阔、人口众多、城乡环境各异，因此在1984年以统一方法、标准和项目对全国有代表性的地区进行线索滤过性调查。从23个省、市、自治区的49个调查点资料进行统计，调查人口数为5 742 066人，查得患者9582名，患病率为0.167%。

1. 南北差异　北方的患病率高于南方，高寒地区患病率高于温暖地区。北方12个城市标化患病率为0.20%，而南方14个城市为0.14%。北方6个农村标化患病率为0.18%，而南方14个农村为0.065%。地处东北的吉林德惠和北京钢铁公司患病率最高，分别为0.42%和0.486%，而南方广东农村最低，仅为0.004%～0.007%，这可能是由于北方天气寒冷、干燥，当地居民受照射时间较短和生产劳动、生活习惯等因素不同之故。

2. 城乡差异　城市的标化患病率显著高于乡村标化患病率，如南京市标化患病率为0.259%，扬州市的农村为0.082%；又如重庆市为0.089%，永川县农村为0.029%，成都市为0.170%，德阳县为0.092%，这可能与工业化城市中"三废"污染较重、医源性疾病发生较多及两者之间在工作环境、营养状况、生活方式等方面有所不同有一定关系。同时，与城市生活节奏快、工

作繁重、竞争性强、心理负担大等也有一定关系。

3. 性别、年龄差异　男性患病率较女性高，男女标化患病率分别为0.168%和0.124%。在年龄的分布方面，20～54岁组约占总患者数的78%，说明患者主要集中在青壮年的人口中。

4. 全国总患病率的推算　1984年进行的一次全国性的银屑病流行病学调查，发现总患病率为0.17%，同时发现南方城市患病率为0.153%、北方城市为0.227%、南方农村为0.078%、北方农村为0.176%。在2008年进行的一次六省市调查研究中发现总患病率为0.47%。近年来，发现银屑病的患病率有逐年升高的趋势，这可能与新发银屑病患者诊断率提高有关，也可能与工业化程度加深、现代生活节奏快有关。银屑病临床分型以寻常型为主（97.06%），其他型的银屑病所占比例较少。如果按照2018年最新的人口调查总数13.9亿为基数，据测算，我国银屑病患者总数大概在600万～700万，由此可见，银屑病患者数在我国比较庞大。

二、银屑病的年发病率

根据1984年全国28个城市和21个农村调查点的调查，以城市人口约2亿、农村人口约8亿推算，1984年全国银屑病年发病率为0.018%，其中城市年均发病率为0.02%，农村为0.008%，城市银屑病年发病率显著高于农村（城市为同年农村的24倍），北方城乡的年发病率均显著地高于南方，男性年发病率显著高于女性，其差异均与其年患病率相符。

三、银屑病的发病年龄

大至80岁的老人，小至刚出生的婴儿，都可能患银屑病。关于银屑病发病年龄的分布特点的研究也是一项非常重要的流行病学内容。在银屑病的临床和科研中，通常根据发病年龄划分为两型：Ⅰ型患者在40岁以前发病，发病高峰在20岁左右，病情往往较重；Ⅱ型患者在40岁之后发病，病情相对较轻。在我国1984年的银屑病调查中，男性初发年龄比例最高在20～24岁，占17.22%，而女性较男性提前5年左右发病，为15～19岁，占比为18.46%。总体来看，初发年龄大多在34岁以前，占总数的75%。在我国2008年关于银屑病的调查中发现，20～29岁和40～49岁是银屑病初发年龄的2个高峰；男女患者的初发年龄高峰相似；67.65%的患者在40岁以前发病，但40岁前发病与40岁后发病者临床表现差别不大。

第二章　银屑病的病因及病机

一、银屑病的病因病机

1. 中医病因病机　中医认为本病主要是由于素体热盛，复因外感六淫，或过食辛发酒酪，或七情内伤等因素使内外合邪，内不得疏泄，外不能透达，化火生热，热壅血络，怫郁肌肤而成。若病久或反复发作，则阴血被耗，气血失和，化燥生风；或经脉阻滞，气血凝结。若血热炽盛，毒邪外袭，蒸灼皮肤，气血两燔，则郁火流窜，瘀滞肌肤，形成红皮；若湿热蕴久，兼感毒邪，则见密集脓疱；若风湿毒热或寒邪痹阻经络，则手足甚至脊椎大关节肿痛变形。

（1）素体热盛：湿热内蕴或阳盛阴虚之体质，感邪易从阳化热、化燥，火热之邪蕴伏营血，流于肌肤，发为红斑；热伤营血，肌肤失养，则起白屑；化燥生风，风盛则痒。因而素体热盛是银屑病发生的主要原因。

（2）外邪侵袭：初起多因风寒、风热、风湿之邪侵袭肌表，致营卫不和，气血失调，郁于肌肤；或因外感风邪或夹杂燥热之邪，客于肌表；或因湿热蕴积，兼感毒邪内不得利导，外不得宣泄，阻于肌表。

（3）七情内伤：情感内伤，气机壅滞，郁久化火，以致心火亢盛，热伏营血，流于肌表。

（4）脾胃失和：饮食失节，过食荤腥发物或辛发酒酪，脾胃失和，气机不畅，郁久化热，复受风热毒邪，发于肌肤。

2. 西医的病因及病机　银屑病的确切病因尚未清楚，目前认为银屑病是在遗传因素与环境因素相互作用下，最终导致疾病发生或加重。

（1）遗传因素：流行病学资料、HLA 分析和全基因组关联研究（GWAS）均支持银屑病的遗传倾向。30 % 有家族史，银屑病一级亲属的遗传率为 67.04 %，二级亲属为 46.59 %。父母一方有银屑病时，其子女银屑病的发病率为16%左右；而父母均为银屑病患者时，其子女银屑病的发病率达50%。同卵双胞胎和异卵双胞胎之间发病的一致性研究也支持遗传因素对银屑病发病的影响。迄今为止已经发现银屑病易感位点有 PSORS1 - 15，易感基因有 IL - 12B、IL - 23R、LCE3B/3C/3D、ZNF313、IL - 23A、ERAP1、TNFAIP3、TRAF3IP2 等80余个，其中中国发现50%以上。

(2)环境因素：仅有遗传背景尚不足以引起发病，环境因素在诱发及加重银屑病中起重要作用。最易促发或加重银屑病的因素是感染、精神紧张、应激事件、外伤手术、妊娠、肥胖、酗酒、吸烟和某些药物作用等，其中感染备受关注，如点滴状银屑病发病常与咽部急性链球菌感染有关。也有研究证实，银屑病患者的皮肤屏障功能存在缺陷。

(3)免疫因素：银屑病是一种 T 细胞异常活化、浸润和皮肤角质形成细胞过度增生为主要特征的慢性炎症性皮肤病。Th17 细胞及 IL - 23/IL - 17 轴在银屑病发病机制中可能处于关键地位，并成为新的治疗靶标。IL - 23 诱导Th17 细胞分化增生，分化成熟的 Th17 细胞可以分泌 IL - 17、IL - 21、IL - 22等多种 Th17 类细胞因子，在银屑病发病机制中起着重要的作用。

二、银屑病诱发和加重的因素

1. 精神神经因素　皮肤是非常情绪化的器官，是人体内部心理活动的重要表达器官之一。长期临床观察发现，银屑病的发生、发展与患者的个性情感、紧张、烦恼、忧虑等精神心理因素密切相关。精神因素是银屑病发生、加重和复发的重要因素，精神因素主要包括：①不良情绪，如紧张、焦虑、惊恐、愤怒、抑郁、烦恼、悲痛等；②应激性生活事件，如家庭纠纷、亲人病故、工作变迁、考试等；③过度劳累，睡眠障碍等。

2. 物理因素　银屑病的发生和复发常和季节有关，大部分银屑病患者在夏季病情缓解，而在秋、冬、春季病情易于反复和加重，这可能与外界气温寒冷、干燥及冬季日照时间的缩短有关。另外，阴暗潮湿也可诱发或加重银屑病。

3. 生活方式

(1)吸烟：长期临床观察显示，吸烟可加重银屑病，吸烟的数量和疾病的严重程度明显相关。

(2)过度饮酒：饮酒特别是大量饮烈性酒是银屑病的危险因素，门诊中多数患者自述饮酒可出现皮疹瘙痒、发红，导致本病复发。

（3）缺乏体育锻炼：长期缺乏锻炼可导致肌肉、心血管功能下降、体重增加，而肥胖的银屑病患者体内贮存的大量脂肪是 TNF-α 等炎性因子的贮藏库，可使银屑病病情加重、复发并更加顽固难治。

（4）经常熬夜：睡眠是人体重要的生理活动之一，它对机体各脏器的新陈代谢，尤其是神经、内分泌和免疫系统的功能恢复和调整十分重要。银屑病患者睡眠的时间不足、质量下降及昼夜倒错等均可导致其生物钟紊乱，从而干扰神经-内分泌免疫网络，使银屑病病情加重。临床上经常遇到一些银屑病患者治愈后，又因晚上熬夜银屑病皮损又复发了。

4. 外伤　外伤主要指皮肤损伤、身体创伤及蚊虫叮咬等，是银屑病常见的诱发因素。有研究显示，手术后、疫苗接种、烫伤、灼伤等可导致银屑病复发，其原因可能是皮肤损伤直接诱发银屑病的发生，也可能是皮肤损伤致银屑病的同形反应。

5. 感染　感染可诱发和加重银屑病，已经明确超过一半以上的儿童银屑病的初次发病与急性上呼吸道感染有关，特别是急性点滴型银屑病与化脓性扁桃体炎有关。临床上治疗初次发病的点滴型银屑病时，我们往往把治疗重点放在治疗扁桃体炎上，通过简单的抗生素治疗，可以使很多患儿皮损获得缓解，且可能保持长期不再复发。脓疱型银屑病也与急性病毒或细菌感染密切相关，我们常常见到很多因急性上呼吸道感染导致脓疱型银屑病反复发作的患者。对于很多关节病型银屑病患者或寻常型银屑病患者在病情稳定后，一次重感冒、一次局部皮肤感染或者来自体内的感染，都可能造成关节和皮损症状的反复和加重。

6. 药物因素　有些药物是银屑病的诱发因素之一，如 β-肾上腺素受体阻断药、锂药、血管紧张素转换酶抑制药、钙拮抗药、非甾体抗炎药等。

三、银屑病病因病机相关研究进展

（一）中医病因病机

隋代巢元方《诸病源候论》中提出"风湿邪气，客于腠理，复值寒湿与气血相搏所生……为干癣也"，认为银屑病的发病是由于人体感受风湿邪气，同时又受到寒湿，致局部气血瘀滞而发病。《诸病源候论》对后世的影响颇大。唐代、宋代认识银屑病多宗此。如《外台秘要》云："干癣……皆是风湿邪气客于腠理，复值寒湿与气血相搏所生。"到明代《医学入门》谈及银屑病病因时宗金元以火热为内因，倡外感风、燥说，曰："疥癣皆血分热燥，以致风毒克于皮肤，浮浅者为疥，深沉者为癣。"对当今的中医外科学、皮肤科学影响很大的《外科正宗》《外科大成》《医宗金鉴》《外科证治全书》《外科真诠》等多宗此说，认为银屑病的发病是体内血燥、血热、血虚、血瘀等内因，招致外来风毒邪气侵入而发病，与《诸病源候论》的"风邪为主，夹以寒湿"迥然不同。如"此等总皆血燥风毒克于脾、肺二经"，"白疕之形如疹疥，色白而痒多不快。固有风邪客肌肤，亦由血燥难荣外""因岁金太过，至深秋燥金用事，乃得此证，多患于血虚体瘦之人""白疕俗名蛇虱……由风邪客于皮肤，血燥不能营所致。"

1. 古代医家对银屑病病因病机的认识

（1）外因致病

1）风邪夹寒湿致病：隋代《诸病源候论》首先提出了"干癣"的病因、病机"皆是风湿邪气客于腠理，复值寒湿，与血色相搏所生。"认为银屑病病因是以风邪为主，夹以寒湿而致病。

2）风邪夹湿热致病：清代《医宗金鉴》云："此症总因风湿热邪，侵袭皮肤"，认为银屑病病因是以风邪为主，夹以湿热所致。

（2）内因、外因致病

1）外感风邪，内生血燥：明代《外科正宗》提出风癣、湿癣、顽癣、牛皮癣等，"此等总皆血燥风毒客于脾肺二经"。清代《医宗金鉴》指出白疕"固由风邪客皮肤，亦有血燥难荣外"。《外科大全》《外科真诠》的认识与此说相似，认为是"风邪客于皮肤，血燥不能荣养"所致。认为银屑病发病是外感风邪既而内生血燥所致。

2）内有血虚，外受秋燥：清代《外科证治全书》指出：白疕"因岁金太过，至秋燥金用事，乃得此证，多患于血虚体瘦之人。"认为银屑病发病是内有血虚，外受秋燥而致病。

2. 现代中医医家对银屑病病因病机的认识 清代温病学家叶天士创立卫气营血辨证，卫气营血辨证在银屑病治疗中起到了归纳证型、邪正关系，概括病理病位、标志病位浅深、病情轻重的作用，阐明了证候的传变形式，确定了论治依据。现代中医医家在继承前人学术经验的基础上，在中医基础理论指导下，对银屑病的病因病机进行了进一步的探索和阐述。

（1）血热论：赵炳南、朱仁康、金起凤强调"血分有热"是银屑病的主要发病原因，"血热"病机贯穿银屑病病程的始终。并据此开展本病的治疗，采取清热解毒凉血之法。赵炳南老中医认为血热的形成，或因七情内伤，久则化火，导致热伏营血；或因过食腥发之物，导致脾胃不调，郁久化热；或因外邪客于皮肤，内外相合而发病。

（2）血燥论：血燥证病因久病阴血被耗，气血失和，化燥生风，常见于静止期及缓解期的银屑病患者。患者多病程较长，皮疹色淡，浸润明显，表面少量鳞屑，附着紧，少有新皮疹出现，全身症状不明显，舌淡，舌苔薄白，脉沉缓或者沉细。因此，银屑病"血燥"理论也随"血热"理论的提出而产生，并采用养血润肤、滋阴润燥之法治之。

（3）血瘀论：伴随中医学的活血化瘀理论日益完善，对银屑病的认识也有了进一步的发展。尤其是对于慢性斑块状银屑病，临床上可见患者患病日久，病情反复，皮损色黯、浸润肥厚，舌质紫暗、多有瘀点或瘀斑，脉细缓或弦涩等血瘀证表现。据此，张志礼、庄国康、许铣等皮肤科专家提出了银屑病"血瘀"理论，并在治疗上采取活血化瘀之法。

目前，银屑病之血热、血燥、血瘀三大中医证型已成辨证、分型的主体。血热证多见于银屑病初期。血燥证往往出现在血热证之后，或与之相伴随。而血瘀证多出现于银屑病病程后期。在银屑病的临床治疗上，近现代中医各家大多在这三个证型的基础上进行化裁，并据此采取相应的治法，取得了较好的疗效。在临床应用时，医生需根据患者的体质不同、临床表现的差异，采用不同的化裁方法。

3. 对银屑病病因病机的新思考　临床上有部分患者不符合血热、血燥、血瘀三种证型，疗效不理想。一些学者开始重新梳理银屑病患者的临床表现，希望能从新的视角审视银屑病的发病机制，为银屑病治疗探寻新的途径。

（1）从"玄府"论治：当代医家王永炎院士，他在玄府理论的基础上，提出了银屑病发病的核心病机是"玄府闭郁，热毒蕴结"，在治疗上采用"开通玄府法"治疗斑块状银屑病，常用药物有麻黄、附子、石膏、桂枝等。

（2）从"毒"论治：李富玉、刘巧、李佃贵等认为，热瘀湿毒之邪壅滞于肌肤，酿生毒邪而发病。

（3）从"虚"论治：孙步云肾精亏损论、荆夏敏肾阳不足论、刘红霞脾肾两虚论、李祥林等肺脾气虚论、魏雅川等肝血不足论，各医家从不同的新视角对银屑病病因病机进行不断地思索。

(二)西医病因及发病机制

1. 病因　包括遗传、感染、精神紧张、应激事件、外伤、手术、妊娠、吸烟、某些药物作用及免疫因素。

2. 发病机制

(1)银屑病与感染

1)细菌感染：银屑病是一种由链球菌特异性 T 细胞介导的，无菌性的抗感染组织反应，该 T 细胞与表皮自身抗原有交叉反应，银屑病的皮损改变即是一种抗菌性保护性的免疫反应。张峻岭等对金葡菌肠毒素 B 相关研究表明金葡菌也是银屑病发生的诱因之一。有学者发现寻常型银屑病与 HD 感染有关。其可能机制与 Hp 特别是高毒力菌株感染，通过诱导炎症反应释放 IL-1、IL-6、IL-8、TNF-α 等物质，刺激自身免疫反应从而破坏机体的免疫、自身稳定状态等有关。

2)病毒感染：腺病毒感染可能和点滴型银屑病的发病有关。银屑病体内 EB 病毒可能处于激活状态。在人类免疫缺陷病毒(HIV)感染的银屑病发病率为 1.3%~5%，为正常人的 2 倍，其病变程度也较为严重。

(2)银屑病与免疫：现在普遍认为银屑病是由遗传与内外环境等多种因素相互作用导致的多基因遗传病，而免疫系统紊乱、免疫细胞异常在其发生、发展中的作用不容忽视。

1)固有免疫：是人体第一道防线。包括树突状细胞(DC)、巨噬细胞、单核细胞、中性粒细胞、MC、自然杀伤细胞(NK)及自然杀伤 T 细胞(NKT)等，主要通过释放细胞因子和炎症趋化因子募集白细胞到炎症区域发挥作用，一些固有免疫细胞还可直接对抗入侵的病原体。

2)适应性免疫：目前认为银屑病是以 T 淋巴细胞介导的炎症性疾病。初始 CD_4^+ T 淋巴细胞在不同的免疫环境中分化成不同的 T 淋巴细胞，包括 Th1、Th2、Th3、Th4 和 Treg，并通过分泌不同的细胞因子而发挥作用。目前认为 Th2 与该病发生发展关系不大。Th1 分泌 IL-2、INF-γ、TNF-α；Th17 分泌 IL-17、IL-21、IL-22、TNF-α；Th22 分泌 IL-22、TNF-α；Treg 分泌 IL-2、抑制性细胞因子等作用于 KCs、内皮细胞、炎症细胞。细胞及细胞因子间相互作用形成恶性循环，形成并维持银屑病特征性的皮损。

(3)银屑病与遗传：全基因组关联研究(GWAS)发现 MHC 区域内 HLA-

C 为银屑病的易感位点。研究者还发现 HCG9、C6orf10、HLA - A 和 HLA -
B/MICA 等也可能为银屑病的易感基因或位点。发现非 MHC 区域内
rs495337，标记的 ZNF313 与银屑病显著关联，在欧洲人群中开展银屑病
GWAS，发现 3 个涉及 IL - 23 信号通路的基因（IL - 12B，IL - 23A 和
IL23R）、2 个 TNF - α 下游调节 NF - κB 表达的基因（TN - FAIP3 和 TNIP1）
以及 2 个调节 Th2 免疫反应的基因（IIA 和 IL - 13）与银屑病的易感性相关。
其中基因 IL - 12B 和 IL - 23R 在英国人群和中国人群中与银屑病的关联性均
已被证实。

第三章　银屑病的临床表现

第一节　寻常型银屑病

一、皮损特征和自觉症状

银屑病可以发生在任何年龄,通常女性患者的发病年龄早于男性,其病程可以是几个月到终生。儿童银屑病包括先天性银屑病,以急性点滴状发病为特征,掌跖脓疱病少见,指甲银屑病可能预示本病将要发展或停留局部数年。银屑病的皮肤损害可以有不同程度的瘙痒,但是全身情况不受影响。

寻常型银屑病为临床最多见的一型,大多急性发病。典型寻常型银屑病的特征性皮肤损害为:初起一般为炎性的红色丘疹或斑丘疹,常比喻为"橙红色",约粟粒到绿豆大小,以后则逐渐扩展或融合成为棕红色或暗红色斑块,边缘清楚,容易触及,常发生在上肢和躯干部。斑块的大小不等,直径从1厘米到数厘米,形状可以是圆形或不规则形,数量不等,当多发的时候,常常表现为对称性,在小腿和骶部的皮肤损害常融合形成大的皮损。银屑病斑块性损害的周围可伴有清楚的炎性带或淡色晕等围绕,此晕0.2~0.5cm宽,称Woronoff环,该处皮肤外观正常,但皮肤毛细血管已弯曲,对紫外线红斑和药物反应均明显减弱。皮损处出汗减少,皮损消退后仍持续一个时期而不能立即恢复。

皮肤损害表面脱屑的量是不等的,它可以是蜡样黄色或橙黄褐色。相似的色泽也可以出现在指甲部位,但是大多数银屑病都有表面覆盖多层干燥的鳞屑特征,该鳞屑疏松易剥脱,呈云母状,可伴有皮损增厚。当轻轻地刮除银屑病皮损表面的鳞屑,而渐露出光滑的、有光泽的、淡红色发亮的半透明的薄膜,这是表皮内的棘细胞层,称薄膜现象。再刮除薄膜,即到达真皮乳头层的顶部，此处的毛细血管若被刮破，则出现散在的小出血点，称点状出血或奥斯匹兹现象（Auspitz sign），即 Auspitz 征。这种云母状银白色鳞屑、发亮薄膜和点状出血现象是本病特有的三大临床特征。

Koebner 现象也称为 Koebner 反应或同形反应，38%～76%的银屑病患者在外伤后 7～14 日则发生 Koebner 现象，尤其是在银屑病进行期或皮肤损害非常广泛的严重银屑病患者较多发生，同时这种现象多见于幼年发病和早期接受各种治疗的患者。外伤导致发生银屑病的多见于青年人和运动员，其皮肤损害首先出现在外伤局部，以后可发展到其他部位。

二、皮损部位

银屑病的皮肤损害可以发生于全身各处，但以头皮和四肢伸侧多见，其好发部位依次为头皮、肘部、膝部、间擦部位，曾表明头皮和肘、膝的表皮增生率较高。指（趾）甲和黏膜亦可被侵，少数可见腋窝及腹股沟皮肤皱襞部，间擦部位的银屑病可能是继发于皮肤菌群反诱导的浸渍或炎症性刺激。通常掌跖很少见，常对称分布，亦有少数只局限于某一部位者。由于损害部位不同，其临床表现各有特点。

1. 头皮银屑病　头皮部位银屑病可单独发生于头皮，但大多数同时见于躯干及四肢。基本损害为边界清楚的红斑上覆盖着较厚的鳞屑或痂皮，有时融合成片，甚至满布头皮，鳞屑表面由于皮脂及灰尘相互混杂而呈污黄或灰黄色，但剥离后其间仍为银白色。皮损处头发由于厚积的鳞屑紧缩成簇而成束状，犹如毛笔，但毛发正常，无秃发，无折断脱落。皮损开始为点滴状损害上覆盖厚屑，散在分布于头皮，进一步发展成大小不等的斑块状。损害可扩展至前发际外，侵及前额数厘米，偶尔可见整个头皮有弥漫性干性脱屑性红斑。有时银白色鳞屑不明显，覆有黄色厚痂酷似脂溢性皮炎。毛发的作用特别有意义，胡须浓密部位的银屑病损害在胡须剃除后很快消失，而且有部分脱发的男患者，其无毛发处的皮损比有毛发部位少见。

2. 颜面银屑病　在急性进行期，面部常可出现银屑病皮损，一般表现为点滴状，或指甲盖大小的浸润性红色丘疹或红斑，或斑丘疹，或呈脂溢性皮炎样，或呈蝶状酷似红斑狼疮。因每日洗面，故鳞屑不厚，薄屑或无屑，散在分布，小腿银屑病的皮损可带紫红色，呈浸润肥厚态，伴苔藓样变，酷似慢性湿疹，这种损害顽固难治。

3. 掌跖银屑病　一般少见，可与身体其他部位同时发生，亦可单独见于掌跖，与皮损局部物理或化学性损伤有关。临床表现为点滴状角化过度性损害，上覆白色或灰白色鳞屑，或为大小不一、边缘清楚的角化斑片，其中央较厚，边缘较薄，斑上可有点状白色鳞屑或点状凹陷，有时因皮损较厚而伴皲裂，有时可表现为弥漫性掌跖红斑角化症。

4. 屈侧型银屑病　又称皱襞部银屑病，约占本病的2.8%～6.0%，少数患者可累及腹股沟、腋窝、乳房下、会阴及其他皱襞部位。由于这些部位潮湿多汗及摩擦，皮损表现为无鳞屑，呈湿润、浸渍和皲裂等湿疹样变化，而边缘清楚的光滑斑片仍是诊断依据之一。

5. 黏膜银屑病　临床上比较少见，约10.38%的银屑病患者有黏膜病变，常见于龟头和包皮内板、口唇、颊黏膜和眼结合膜等处，尚有报告见于尿道、膀胱等部位。发生于龟头和包皮内板者为边缘清楚的光滑干燥性红色斑片，刮之有白色鳞屑。口唇可有银白色鳞屑，颊黏膜、上腭、舌、硬腭、齿龈等处有灰黄色或灰白色或乳白色的丘疹或肥厚斑片，周围红晕，基底浸润，表面呈浸渍状，剥离后见有点状出血、露出鲜红色糜烂面。黏膜银屑病可单发，但是，大多数有其他部位的银屑病。

6. 银屑病甲病或指（趾）甲银屑病　具有特征性的表现，其发生率为30.35%～50.00%，手指甲比足趾更易受损，具有关节炎的患者甲病发生率为70%，脓疱型银屑病几乎都有甲侵犯。甲病变数目从1个到数个，甚至全部指（趾）甲受累，严重度亦轻重不一，最常见的是甲板的点状凹陷，甲板不平，同时失去光泽，有时甲板可出现纵嵴、横沟、浑浊或色泽改变、肥厚、甲下角化过度、游离端与甲床剥离或整个甲板畸形或缺如，有时呈甲癣样改变等。当皮肤损害被治疗好转后，这些特征有时或暂时消失。

7. 毛囊性银屑病　临床罕见，常发生在典型银屑病损害之后，可有两种不同的临床类型：成人型主要见于妇女，毛囊性损害作为泛发性银屑病的一部分，对称分布于两股部；儿童型则见于非进行期银屑病患儿，毛囊性损害聚合形成非对称性斑块，好发于躯干和腋部。

三、病程

银屑病的病程不定，经过缓慢，有的自幼发病，持续十余年或数十年，甚至迁延终生，易反复发作，亦有少数治愈后再不复发者。银屑病通常加重和缓解交替进行，但其加重和缓解周期的时间和原因尚不清楚。银屑病通常开始于头皮和肘伸面，并可不定期地局限于这些部位，或完全消失、复发或扩展到其他部位。Farber 回顾性调查表明 29％的患者银屑病可自然消退，64％～75％的患者随着时间推移，疾病减轻或维持稳定，其余 25％～36％病情加重。至于未治疗的皮肤损害随着时间的推移而出现的变化，应当考虑到诱发因素如季节感染、紧张和外伤等对自然病程的影响。大部分患者冬季症状加重或复发，至春、夏季减轻或消失，称为冬季型银屑病；少数患者的症状是夏季加重，而冬季减轻或消失，称为夏季型银屑病；更有少数患者因经过多种药物治疗或病程较久，其发病的季节往往不明显。银屑病病程一般分为三期：

1. 进行期　新皮疹不断出现，旧皮疹不断扩大，鳞屑厚积，炎症明显，周围有炎性红晕，痒感显著。患者皮肤敏感性高，在此期间，如外伤、摩擦、注射或针刺正常皮肤后，常可在该处发生皮疹，这种现象称"同形反应"（koebner 现象），也称为人工性银屑病。

2. 静止期　病情保持在静止阶段，基本无新皮疹出现，旧疹也不见消退。

3. 退行期　炎症浸润逐渐消退，鳞屑减少，皮疹缩小变平，周围出现浅色晕，最后遗留暂时性色素减退的银屑病白斑，亦有出现色素沉着者，而达临床痊愈。消退部位一般先自躯干及上肢开始，而头部及下肢皮损往往顽固，因而迁延较久迟迟不能消退。

四、皮损的多种形态

银屑病初起为红色丘疹或斑丘疹，自粟粒至绿豆大，上覆多层银白色鳞屑，鳞屑在急性损害较少，慢性较多，在损害中央部分鳞屑附着较牢固。损害边界清楚，皮损周围有一 0.2～0.5cm 宽的淡色晕（Woronoff 环）。在银屑病的发展过程中，皮肤损害表现为多种形态。

1. 点滴状银屑病　约有 1.9％的患者表现为点滴状银屑病，常见于儿童或青年发生急性链球菌感染以后。皮肤损害表现为红色丘疹或斑丘疹鳞屑性损害，发病初期有少量脱屑，为直径 2～3mm 到 1cm 的圆形或略椭圆形斑丘疹，点滴状分布于身体的各个部位，尤其是在躯干和双上肢的近端，足跖部位少见，但有时可在颜面、耳郭和头皮见到。面部的皮肤损害常常不典型，难于诊断或很快消失。早期的点滴型银屑病颜色变化不典型，诊断主要依靠链球菌感染的过程和脱屑性的皮疹等。

2. 钱币状银屑病　如皮损较大呈圆形扁平斑片状，形如钱币，称为钱币状银屑病。若皮损继续扩大，邻近的损害相互融合形成大片不规则地图状的损害，称地图状银屑病。如皮肤损害逐渐扩大，中央消退成环状或迂回弯曲成脑回状，称环状银屑病或回状银屑病。如损害分布较广，甚至波及全身，称泛发性银屑病。

3. 扁平苔藓样银屑病　一些患者的银屑病皮损倾向于苔藓样改变，且许多单个的丘疹和小斑片有扁平苔藓的特征同时又像银屑病。受累部位多是扁平苔藓的好发部位，即股内侧、上肢和小腿。

4. 脂溢性银屑病　这些患者皮损形态介于银屑病和脂溢性皮炎之间，呈黄红色，边界较不清晰，覆有油腻性鳞屑，常位于皮脂溢出部位（如鼻翼沟、眉部、头皮等处）。躯干部为暗红色毛囊性丘疹、以后可相融成图案性红斑鳞屑性损害或花瓣样斑块，周边覆有鳞屑。在皱褶区域的损害呈大片红色斑片。脂溢性银屑病损害可同时伴有典型的寻常型银屑病损害，也可不伴寻常型银屑病损害而单独存在。有时在头皮部初起酷似脂溢性皮炎，损害境界不甚清晰，但以后可发展为典型的银屑病损害。当脂溢性银屑病损害单独存在、不同时伴有寻常型损害时，此时在临床上不易与脂溢性皮炎鉴别，这就需要进行皮肤病理检查鉴别，银屑病表皮内一般无海绵形成，而脂溢性皮炎则有海绵形成。

5. 湿疹样银屑病　临床上有两种类型：一种表现为钱币状湿疹或慢性手部皮炎，数年后发展为典型的银屑病；另一种是银屑病患者身上同时有湿疹表现的损害，后者单独检查时不能诊断为银屑病。表现为钱币状湿疹者，用抗湿疹治疗或无效或停药后立即复发；临床疑为接触性皮炎、常对数种斑贴试验阳性者，以后再做斑贴试验则呈阴性反应，认为原先是假阳性，皮肤处于受激状态。这些患者做全身皮肤仔细检查时，若发现典型的头皮银屑病，或耳后耳道内边界清晰的红斑鳞屑性银屑病损害，或肛周银屑病，或指甲营养不良或点状凹陷时可诊断为湿疹样银屑病。湿疹样银屑病有原发性和继发性两种，前者湿疹样表现为银屑病皮肤变化的一部分，均为内源性；而后者则是在银屑病基础上受外界因素刺激所致，此外界因素通常为刺激物，也可能是变应原。

6. 肥厚型银屑病　有些患者因反复发作及经过多种治疗，皮损呈肥厚脱屑的暗红色斑块，并互相融合为大片状，似皮革状或苔藓样改变，皮损常发生在背部、上肢、臀部或其他部位。

7. **蛎壳状银屑病** 少数患者的皮肤损害有糜烂和渗出，如湿润性湿疹干燥后形成的污褐色鳞屑和痂皮，并重叠堆积，状如蛎壳者，或表现为环状角化过度性损害，伴有表面凹陷类似牡蛎壳。

8. **疣状银屑病** 极为少见，一般在罹患银屑病数年以后发生，也称为斑块状角化过度性银屑病。其原因不明，可能是在外界因素（脓球菌感染、外用药使用不当等）影响下机体反应性发生变化之故。疣状损害一般在下肢，尤其是小腿，在其他部位（躯干、头皮等）有时也可见到，表现为扁平赘疣状、云母样、锥形的损害。除疣状损害之外，还有典型的寻常型损害，并伴有关节和指甲病变。

9. **光敏性银屑病** 银屑病患者绝大多数是冬季型，即秋冬季节发病或病情加重，夏季减轻，日光照射或人工紫外线后可使皮损好转或消退，但有少数患者是夏季型，于春夏季节发病或加重，冬季缓解，晒日光后发生光敏性银屑病。光敏性银屑病多发生在成年人，并且随着年龄增长有上升趋势。有的患者在发病时即为光敏性，但是大多数患者是在数年后产生光敏性。从曝晒到皮损发生的间隔时间一般是 1～3 日，皮损位于面部、小腿等暴露部位。

10. **大疱性银屑病** 在银屑病急性进行期可见罕见大疱性损害，松弛性大疱也可见于全身性银屑病。

11. **尿布银屑病** 又称银屑病样尿布皮炎或婴儿银屑病，病因不清，可能是由于尿中的尿素分解而产生的氨类刺激皮肤所引起的变态反应，有学者认为与遗传素质有关。多在出生后数日至 9 个月发病，尤其是在 2 个月左右发病为多，无性别差异。臀部及股部等接触尿布的隆起部位首先发疹，腹股沟及臀部凹陷部位也可受累。损害大小不等，呈圆形、卵圆形或地图形暗红或红褐色斑块，可互相融合，边界较清楚，上覆有银白色层层堆积的细薄鳞屑，且以斑块的边缘较多，斑块的周围有卫星状粟粒至绿豆大小的银屑病丘疹。这种皮疹可蔓延至躯干及四肢近端，头皮也常受累，面、颈和腋窝也可累及。皮损广泛者可发展为红皮病，少数患者可有地图舌或指、趾甲呈点状凹陷或脊状隆起，一般无明显自觉症状。

12. **不稳定性银屑病** 是对本病发病过程的一种描述，例如，原来该患者的皮肤损害是处于一种稳定状态，由于某些原因的激惹，使皮肤损害急速转变为红皮病型或脓疱型银屑病。

五、皮损的消退方式

银屑病通常为加重与缓解交替进行，但周期的时间和原因尚不清楚。Farber 回顾性调查表明，29%的患者银屑病可自然消退，64%~75%的患者随着时间的推移，疾病减轻或维持稳定，其余25%~36%病情加重。

当银屑病皮损在退行期时，炎症浸润逐渐消退，鳞屑减少，皮疹缩小变平，周围出现浅色晕，呈现出环形或螺旋形的特征性皮损，最后遗留暂时性色素减退斑的银屑病白斑或色素沉着斑，而达到临床痊愈。有时一面有新疹发出，一面在消退，这时应根据整个皮损的发展趋势来定。消退部位一般先自躯干及上肢开始，头部及下肢皮损往往较顽固，常迟迟不消退。

第二节　特殊类型银屑病

一、关节病型银屑病

所谓关节病型银屑病，即是指有银屑病的皮肤损害伴脊椎关节炎和血清类风湿因子阴性或伴有指甲病变的一组疾病，称之为关节病型银屑病，又名银屑病样关节炎。据统计，银屑病患者关节炎的发生率(5%~7%)明显高于一般人群(0.18%~2.8%)，是非银屑病患者的2~3倍，其男女比是3:1。关节病变的发病年龄一般在40~60岁，儿童和少年的关节病型银屑病非常少见，以青壮年多见。据 Nobol 报道，本病发病率约占银屑病患者的1%。

关节病型银屑病除有银屑病损害外，还有类风湿关节炎的症状，其关节症状往往与皮肤症状同时加重或减轻。约65%的患者常常继发于银屑病之后，或银屑病多次发病之后在症状恶化时而发生关节改变。16%的病例与脓疱型银屑病或红皮病型银屑病并发，10%~19%的病例银屑病发生在关节炎之后。这种关节炎可同时发生于大小关节，亦可见于脊柱，但以手、腕及足等小关节为多见，尤以指(趾)关节特别是指(趾)末端关节受累更为普遍。受累关节可红肿、疼痛，重者大关节可以积液，附近皮肤也常红肿，关节活动渐受限制，长久以后，关节可以强直。有的患者血沉可增快，并可伴有发热等全身症状。皮疹往往为急性进行期状态，多半为广泛分布的蛎壳状银屑病。病程慢性，往往经年累月而不易治愈。极少数患者急速发展成严重关节畸形，并且银屑病的严重性和关节炎之间也存在着相关性，严重的银屑病患者其关节炎的发生率可高达25%～40%。一项前瞻性研究发现艾滋病患者伴银屑病表现较重，其银屑病伴关节炎或伴有银屑病皮损的 Reiter 综合征发病率大于30%。

银屑病伴有的类风湿关节炎多见于乳胶试验阴性关节炎，其临床表现为：①远端型：以远端指、趾间关节炎为仅有或特殊的临床表现，手足的远端1个或数个不对称的指、趾间关节呈香肠样的肿胀、疼痛，关节的活动受限制，重者大关节可以积液，附近皮肤也常红肿，长久以后关节畸形，常从足趾开始，以后累及其他关节，常伴有甲营养不良。②毁形关节炎：多侵犯手、足多个小关节以及脊柱和骶髂关节，特征是进行性关节旁侵蚀，以致骨溶解，伴有或不伴有骨质性关节强硬，酷似神经病变性关节病，为无痛性。此型银屑病常严重而广泛，常为脓疱型或红皮病型。③关节炎表现：呈现类风湿关节炎样常见的临床症状，如晨起僵硬、近端手指关节梭形肿胀、向尺侧倾斜、类风湿性小结节和血清中类风湿因子阴性。与类风湿关节炎相比，本病较轻，损害不对称，脊柱损害多见，女性好发。④强直性脊柱炎：累及脊椎和(或)骶髂关节，但有时也可同时伴有周围关节炎，脊椎受累的症状有背痛、骶髂痛、腰活动受限、腰脊椎前凸丧失、胸膨胀减少和颈活动受限。

银屑病脊椎炎与一般强直性脊椎炎不同之处在于：①虽有肯定的放射学改变，但主观症状和客观体征极轻微或缺如。②在没有骶髂关节炎的情况下可发生韧带骨赘。③韧带骨赘为非边缘性和不对称性，而在一般强直性脊椎炎中为对称性和边缘性。

(一)关节表现

关节病型银屑病常呈现风湿病样的多关节炎，但类风湿因子阴性、无皮下结节。受累关节以肢端小关节多见，少数患者大小关节同时受累，并可累及脊柱、骶髂关节。病变关节急性期表现为红、肿、热、痛，慢性期常见明显关节肿胀、皮肤发红，严重者累及大关节时可伴有关节积液。在晚期，病变关节活动渐受限制，日久可发生强直畸形，严重影响关节功能，甚至残废，但一般较类风湿关节炎为轻，关节疼痛不如类风湿关节炎显著，晨僵也不多见。

本病按关节症状表现差异可分为周围性关节炎和中枢性关节炎。

1. 周围性关节炎　临床上把周围性关节炎分为5型。

（1）典型银屑病性关节炎型：主要累及远端指（趾）关节，临床上不多见。

（2）致残性关节炎型：是较严重畸形的关节炎，侵犯手、足、脊柱和其他部位的多个小关节。伴发的银屑病皮损常严重而广泛，常呈脓疱型和红皮病型，严重病例可发生关节强直和溶骨。

（3）对称性关节炎型：与类风湿关节炎相似，但病情较轻，类风湿因子阴性，无皮下结节。

（4）关节炎型：是银屑病关节炎中最常见的一种类型，占70%。表现为非对称性，通常为个别近端关节和远端指（趾）关节、掌指关节受累，末端和近端指（趾）关节炎与个别手指或足趾屈肌腱鞘炎使指（趾）呈腊肠状，因此一般认为非对称性少（单）关节受累是银屑病性关节炎的最常见的特征性表现。

（5）周围关节炎合并强直性脊柱炎或骶髂关节炎。此外，大关节如腕、膝、踝或肩关节受累也并不少见，这些大关节可单独受累，也可合并小关节同时受累，大关节受累常出现关节腔积液。

2. 中枢性关节炎　又称强直性脊柱炎型。在病程中大多出现强直性脊柱炎或骶髂关节炎，也称银屑病性脊柱炎。其临床症状较强直性脊柱炎为轻，少数患者不一定出现临床症状。本类患者在银屑病性关节炎中约占10%。

（二）腱鞘炎和肌肉与腱在骨起止点处的病变

腱鞘炎、指（趾）炎和肌肉与腱在骨起止点处的病变是银屑病性关节炎和其他脊柱关节病的标记，而在类风湿关节炎则无此改变。肌肉与腱在骨起止点处的病变的表现难以捉摸，容易被忽略，有时仅表现为非特异性足痛，而非主要用手出现"网球肘"或孤立的胫骨后肌腱炎。肌肉与腱在骨起止点的病变常分布广泛和对称，这一点可与易混淆的外伤后腱损伤相鉴别。

病程和预后：与类风湿关节炎相比较，银屑病性关节炎患者的症状较轻，研究发现，发病8年后仅36%的类风湿关节炎患者能胜任工作，而银屑病性关节炎患者69%仍有工作能力。尽管银屑病性关节炎症状较轻，但仍有1/5的患者严重丧失活动能力。

二、脓疱型银屑病

脓疱型银屑病是以临床上无菌性脓疱、病理显示表皮上部中性粒细胞聚集形成大的海绵状脓疱为临床病理特征的一组红斑鳞屑脓疱性疾病。临床上较少见，约占银屑病患者的0.77%，一般分为限局性和泛发性脓疱型银屑病。

限局性银屑病有 4 型，即限局性脓疱病、限局性连续性肢端皮炎、限局性环状脓疱病和掌跖脓疱病。泛发性脓疱型银屑病有 3 型，即泛发性脓疱型银屑病、泛发性连续性肢端皮炎和疱疹样脓疱病。Ackerman 认为，Reiter 病可能也是脓疱型银屑病的变异。

1. 限局性脓疱型银屑病　在此主要叙述掌跖脓疱病和肢端脓疱病（限局性连续性肢端皮炎）两种，有时这两种形式可以同时在同一患者表现。

（1）掌跖脓疱病（palmoplantar pustulosis，PPP）：又称掌跖银屑病性脓疱病（Barber 型），主要见于 40～60 岁的成人，女性略多于男性，儿童罕见，无种族、地理和职业上的区别。皮损常对称发生于掌跖，也可以扩展到指（趾）背侧，其中手掌的大鱼际区域是最易发生的部位，指趾端少见。基本损害是限局的边界不清的红色鳞屑性斑块基础上的角层下或表皮内的针头到粟粒大小的无菌性脓疱或水疱，后者常于几小时内迅速变为脓疱，新鲜时呈黄色，以后变为棕黄色或暗褐色，经 2～3 日至 2 周，脓疱即干燥结痂，变成褐色鳞屑，刮除鳞屑，而表现出暗红色光滑面。继之新的成簇脓疱又相继出现，往往最常发生在斑块的边缘，亦可发生在正常皮肤上，但常很快被红斑和鳞屑围绕。脓疱反复发生，以致同一斑块上可见脓疱和结痂等不同时期的损害，皮损有疼痛和瘙痒。病情稳定时足跖以潮红脱屑为主，有时干裂疼痛，但常呈周期性急性发作。如此反复不已，日久掌跖皮肤增厚、发红，表面有大量鳞屑脱落，酷似寻常型银屑病。

本病亦可有低热、头痛、食欲缺乏及全身不适等症状，指（趾）甲可常被侵犯，产生变形、浑浊、肥厚，并有不规则的峭状隆起，严重者甲下可有脓液积聚。在身体的其他部位可有银屑病皮损，常伴有沟状舌，患者一般情况良好。其病情顽固，反复发作，对一般治疗反应不佳。掌跖脓疱病常伴有前壁骨及关节炎，表现为肋 – 锁 – 胸关节的非特异性炎症和角化过度，称之为肋 – 锁 – 胸骨肥厚或前壁综合征，以日本多见，占 9.4%。

另外，甲状腺功能低下或亢进均可伴有 PPP，日本有报道糖尿病患者可以伴发 PPP，各种关节病包括慢性复发性多发性骨髓炎，Reiter 综合征等均可伴发脓疱型银屑病。

（2）肢端脓疱病：又称连续性肢端皮炎（acrodermatitis continua，AC），是一种始发于指趾端的慢性过程的、以无菌性脓疱为特征的并限局于手足的疾病，好发于中年人，女性多见，常见创伤或限局性感染后发病。损害初发于一个指或趾的末节背侧皮肤，尤其是甲周围，可停留在初发部位，或缓慢发展，逐渐向近端蔓延，或在数日至1～2年后其他指、趾相继受累，并扩展到掌、趾、手、足、背、腕、肘部，甚至泛发全身。原发疹是小水疱和无菌性脓疱，数日后脓疱干涸结痂或鳞屑、剥离鳞屑或痂皮，留有淡红色的表面光滑的皮损。脓疱可反复出现，常伴有甲病变，甲床和甲基质的脓疱形成，导致甲变形、萎缩或分离、脱落。指、趾骨自远端开始的骨溶解，偶尔症状明显的滑膜炎可见于末端甚至近端指、趾间关节。本病可持续数年，老年患者常转变为泛发性脓疱型银屑病，患者常伴有沟状舌或地图舌，大面积皮损且病情活动时可有灼热、灼痛感，并可有寒战、发热、肝脾大、白细胞增高等。

（3）限局性脓疱型银屑病：一般是由寻常型银屑病发展而来，患者常由于某些刺激，如局部不合适的外用药物，导致在一个或数个红色斑块基础上出现无菌性脓疱。

（4）环状脓疱型银屑病：一般是泛发的，但是有的病例为限局型。

2. 泛发性脓疱型银屑病　较少见，被认为是最严重类型的银屑病。临床上分三型，它们的共同特点是：①基本损害是针头至绿豆大小的浅表性无菌性脓疱，脓疱多在红斑基础上发生，可彼此融合成为脓湖；②病程慢性，反复发作，在急性发作时患者有高热、寒战、周身不适等全身症状；③常伴有口腔损害，如沟状舌、地图舌，舌症状与皮疹及全身症状一致。

（1）急性泛发性脓疱型银屑病（Von Zumbusch 型）：较少见，占银屑病患者的 0.18%～0.56%。中年男性多见，约70%在25岁以下发病。发病方式有两种：①先有寻常型银屑病，数年后因妊娠、感染、皮质类固醇外用等因素影响发展而成；②寻常型银屑病起病较迟，常不典型，呈肢端或屈侧型，此型可很快自行发展成全身泛发性脓疱型银屑病。

本病的特点是发病突然，在甲周、掌和银屑病斑块内形成脓疱。在出现脓疱前1～2日可有发热、乏力、关节痛和烧灼感等前驱症状，继之进入发疹期。全身性皮疹出现之前，在屈曲处发生红斑。接着出现全身性红斑，或寻常型银屑病的斑块突然发红，绕以红斑基础上很快出现 2～3mm 大小的黄色浅表性脓疱，或原正常皮肤处亦可发红，有脓疱发出，24 小时内原有寻常型损害的中央部位亦有脓疱，有的脓疱融合成 1～2cm 的"脓湖"或"脓池"。脓疱可以限局于普通银屑病基础上，也可以在环状红斑样损害的边缘或红皮病样损害基础上形成脓疱或脓湖，皮肤变得干燥和敏感。皮损可进行性加剧，患者有明显的瘙痒和严重的烧灼感，感觉非常不适，可出现发热和恶臭。小脓疱干涸后，在淡红棕色、有光泽的表面上结成黄棕色痂、有些损害呈寻常型银屑病的典型斑片。

本病急性期对一般治疗效果不佳，严重者可以影响生命。其并发症有：①患者在发病期间常伴有甲、舌和口腔病变，表现为甲增厚和甲分离等，唇有红色鳞屑，口腔和舌有表浅性溃疡或沟状舌、地图舌等；②出现低蛋白血症，可能是由于急性发病期间，大量的血浆蛋白丢失进入组织中所致，另外，白蛋白的半衰期缩短到4日（正常是11～12日）；③由于大量的血浆蛋白的丢失而导致的低钙血症；④继发的血容量减少可以导致肾小管的急性坏死；⑤可能是由于低血容量、中毒和药物等原因导致肝功能异常和黄疸；⑥小腿的深静脉血栓形成导致肺栓塞；⑦大约有1/3左右的患者伴有炎症性多发性关节炎；⑧极少数患者伴有皮肤淀粉样变。

（2）妊娠期泛发性脓疱型银屑病或疱疹样脓疱病：这两个名称是否属于同一个本质，迄今尚有争论。其特点是发生在妊娠中、晚期，有时在产褥期，怀孕6个月以前很少发病，病程可持续至婴儿出生和出生后几个星期。也有的患者在两次妊娠之间发生，临床特征与急性或亚急性泛发性脓疱型银屑病相似，皮损常开始于腹股沟等身体的屈侧，数分钟内，在红斑炎性皮损基础上出现广泛的脓疱，有对称的趋势，甚至可有增生性损害。而患者先前无银屑病的病史，因此，又称为泛发性脓疱型银屑病的发疹型。有的病例，可因手术后甲状旁腺功能低下所致低钙血症后发生，但亦可无任何原因而发病。皮损可呈环状或地图状，因此临床上酷似角层下脓疱病。皮损消退后留有红褐色色素沉着，舌等口腔黏膜甚至食管黏膜可被侵犯。患者在发病前1～2日和发病期间全身症状较严重，可有谵妄、腹泻、呕吐和手足搐搦等症状，可因心力衰竭、体温调节障碍或肾衰竭而死亡。如果本病持续使胎盘功能不全，可导致死产、新生儿死亡或胎儿畸形。

（3）儿童和青少年泛发性脓疱型银屑病：各种脓疱型银屑病在儿童期都是非常罕见的，有学者研究了114例脓疱型银屑病患者，只有5例儿童。本病多发生于2～10岁的儿童，全身症状轻微或缺如，并且有自然缓解的趋势，预后良好。大约1/3的患儿呈脂溢性皮炎样或尿布皮炎样损害。较多见的是Zumbusch型，但是也有环形。Zumbusch型常表现出中毒性红斑或红皮病样损害的背景，并且病情发展迅速。青年的泛发性脓疱型银屑病的病情经过类似成年人。

（4）泛发性连续性肢端皮炎：又称肢端型泛发性脓疱型银屑病，为限局性连续性肢端皮炎的泛发形式，皮损除了在指、趾远端外还泛发全身，病程长者指、趾皮肤可发生萎缩，指、趾甲可永久性脱落。

（5）环状泛发性脓疱型银屑病：是一种急性泛发性脓疱型银屑病，但是也有亚急性或慢性经过。红斑自中心迅速扩展类似离心性环状红斑，脓疱发生在红斑的活动性损害的边缘。在慢性损害的过程中，陈旧的干涸脱屑性皮损和新的皮损同时可见。有学者认为复发性环状红斑可能是它的一个变异形式，实验室检查可见白细胞增多、血沉快，病程可在数周内缓解，恢复原来寻常型银屑病状态。但大多数呈周期性反复发作，也可发展为红皮病，有些病例可因虚弱和继发性感染而死亡。

三、红皮病型银屑病

本病亦称银屑病性红皮病和剥脱性银屑病或银屑病性剥脱性皮炎，是较少见的一种严重的银屑病，约占银屑病患者总数的1%，多见于成人，极少累及儿童。它有两种发生的可能，一种是由慢性银屑病发展而成，皮肤损害为渐进性的鳞屑脱落，斑块性损害逐渐扩大到身体的大部分皮肤或几乎全部皮肤；另一种情况属于不稳定性银屑病转变而成，可由于急性细菌或病毒感染、变态反应、用强烈刺激的外用药（如芥子气、焦油、水杨酸等）或 UVB 照射等。其他诱因还有如低钙血症、抗疟治疗和突然停用皮质类固醇。关节病性银屑病和脓疱性银屑病较易转为本型，这时银屑病本病的特征全部丢失，全身皮肤呈弥漫性侵犯，伴有严重的瘙痒。病程表现为延长和剧烈，常反复，严重患者可以有发热和衰竭，重者可以危及生命。

红皮病型银屑病常伴发热、畏寒、头痛、不适等全身症状，尤以不稳定性银屑病患者多见而严重，各处淋巴结可肿大，白细胞计数可增高。

本病临床表现为剥脱性皮炎。初起时，在原有皮损部位出现潮红，迅速扩大，最后全身皮肤呈弥漫性红色或暗红色，炎性浸润明显，表面附有大量麸皮样鳞屑，不断脱落，其间常伴有小片正常皮岛。发生在手足者，常呈整片的角质剥脱，指、趾甲浑浊、肥厚、变形甚至引起甲剥离而脱落。口腔、咽部、鼻腔黏膜及眼结膜均充血发红。

全身皮肤弥漫的红皮病性炎症导致一系列的代谢异常，如温度调节、血流动力学、肠道的吸收功能、蛋白、水和其他物质的代谢异常。由于红皮病患者体表温度增加，导致机体血流动力学改变和产生热增加而干燥，使组织的分解代谢增加；又由于银屑病或红皮病的汗腺导管上皮受影响，导致皮肤表面血流动力学改变增高来调节体表温度。由于皮肤血流增加导致血容积和心脏排除量均增加，如果这种情况持续可导致心血管系统病变，即高血压、心血管系统疾病或者贫血，尤其是老年人患者。

银屑病患者的皮肤损害丢失了大量的蛋白（角蛋白），同时也丢失了铁。在突然发生的银屑病，蛋白质进一步丢失导致肠病、心力衰竭和低蛋白血症引起水肿；由于铁和蛋白质丢失导致贫血同时维生素 B_{12} 也减少。银屑病性红皮病的皮肤损害导致皮肤水分代谢异常，以致尿量减少，如果水的吸收不足可导致脱水。

四、银屑病的系统表现

1. **肝损害**　可由某些药物引起，如甲氨蝶呤、氨蝶呤纳、维 A 酸等；也可由银屑病本身引起。Zachaie 对 47 例应用甲氨蝶呤之前的银屑病患者和 40 例健康对照组做肝活检及 Nyfors 等将 123 例银屑病应用甲氨蝶呤治疗前的肝活检与 Hilden 等的 503 例死于车祸者的肝活检比较，发现银屑病患者肝脏病理性改变更常见，主要为肝脂肪变性、门静脉周围炎和局灶性坏死。Misanek 等也发现肝解毒功能低下与银屑病的病期长短及皮损面积大小有关，肝脏损害与银屑病的严重度有关。

2. **眼病变**　国外报道 10% 的银屑病患者有眼病变，其中在非寻常型发病率较高。眼病变与银屑病病程长短无关，与病情严重度有关，主要表现为鳞屑性睑缘炎、非特异性结膜炎，这是银屑病最常见病变。角膜可以有多种表现，如角膜 - 巩膜缘处上皮细胞聚集成结节状赘生物，绕以小片角膜混浊。结节表面可糜烂，角膜下部可有局灶性上皮浸润，角膜中央可有角膜基质混浊，深部角膜混浊为永久性，但较浅的混浊随着银屑病缓解可消退，银屑病患者伴有晶状体混浊者有 17%～23%，银屑病的虹膜睫状体炎发生率不高，但与皮肤损害严重度一致。其他有待于进一步探讨的有银屑病与青光眼和视网膜病变的关系等。

3. **胃肠道**　银屑病可累及唇红部、舌、颊黏膜等口腔及上消化道，伴有吸收障碍，唇红部损害可由菲薄的银白色鳞屑或近口角部皮损蔓延所致。颊黏膜及上腭有灰黄色或白色环形斑片，上无鳞屑覆盖。口腔损害以红皮病型和泛发性脓疱型多见。1903 年，Oppenheim 首先报道了口腔银屑病，1976 年，

Buchuer 分析了 100 例寻常银屑病患者中地图舌占 5%、裂纹舌占 6%、口角炎占 11%。袁氏等观察了 185 例寻常银屑病患者的口腔病变，除了口角炎、地图舌和裂纹舌以外还发现有口腔黏膜白斑和扁平苔藓，并且口腔银屑病的病理学改变与银屑病皮损相似。台北和平医院和台湾大学医院对银屑病患者行胃内镜检查，2/3 以上患者在活动期有异常发现，以糜烂性胃炎为最常见，少数为肥厚性胃炎，当皮损消退时内镜发现亦好转。小肠功能测定 D－木糖排泄和乳糖耐量试验，两者均异常。银屑病患者还可伴有 Crohn's 病和溃疡性结肠炎。

4. 心血管系统　是银屑病最常受累的系统之一。1985 年上海市银屑病流行病学调查中发现，银屑病伴发高血压和冠心病的患者分别为配对的正常人群的 15.4 倍和 11 倍。银屑病患者的血小板聚集性增高，19.8% 的银屑病患者的血胆固醇和 6% 患者的三酰甘油增高，有 13.17% 的银屑病患者伴有高血压，2.68% 的银屑病患者伴冠心病和 1/3 的银屑病患者有心电图异常。因此，高脂血症、血浆血栓素 B_2 和 6－酮－前列腺素 F_1 增高及血小板聚集功能增高是银屑病伴发心血管疾病的基础。有关银屑病的微循环、血液流变学和血液黏稠度等的变化在前面已论述，这些变化均是银屑病患者心血管病变的病理生理学基础。

5. 银屑病肾病　银屑病患者可有肾损害，见于咽部链球感染以后的急性点滴状银屑病患者，常伴有肾小球肾炎。有些播散性银屑病患者伴发肾小球膜毛细血管坏死和肾小球肾炎，急性脓疱型银屑病患者大量白蛋白丢失后的血容量减少，亦可导致肾衰竭。

国内外文献报道 15 例银屑病肾病，其中肾小球肾炎 10 例，肾病综合征 5 例。肾小球肾炎 10 例中经肾活检诊断为膜性肾病 4 例，IgA 肾病 1 例，膜增生性肾炎 2 例。各例均先发银屑病，肾损害发生在银屑病发展加重时，银屑病好转或痊愈时，肾病也随之好转或缓解。有学者检查了 76 例银屑病患者肾脏病变的尿中某些酶的活性，发现所有患者的肾小管上皮细胞浆的乳酸脱氢酶（LDH）和肾小管上皮膜结合的 γ 谷胺酰转酞酶（γ–GT）与碱性磷酸酶（ALP）以及溶酶体的 N－乙酰葡萄糖胺酶（NAG）均高于正常组。银屑病患者易伴发肾脏损害的发病机制尚不清楚，可能银屑病和肾病两者均有免疫障碍为其共同的发病基础。

6. 膀胱炎　个别患者有膀胱黏膜损害。

7. 痛风 痛风是银屑病伴发的 25 种疾病之一。银屑病患者的平均血尿酸水平较高，在银屑病的早期没有影响，但是，当银屑病非常严重时，皮肤表面可有尿酸的沉积。

8. 低钙血症 最常见的是发生在脓疱型银屑病患者。已有文献报道银屑病患者伴有血清维生素 A 浓度下降，甲状旁腺激素水平降低。低钙血症是由于甲状腺激素水平低下或者使用皮质类固醇后或者脓疱型银屑病所致。

9. 多软骨炎 据文献报道，大约25%的多软骨炎的患者伴有类风湿关节炎、自身免疫性疾病和银屑病。

10. 慢性复发性多发性骨髓炎 已有文献报道，儿童、青年的掌跖脓疱病和寻常型银屑病患者伴有慢性复发性多发性骨髓炎。这是一种少见的、自发性的骨病变，临床表现为局部疼痛和肿胀，X 线证实没有炎症改变。有些患者的皮质类固醇治疗是有效的，预后较好。掌跖脓疱病或寻常型银屑病患者伴有慢性复发性多发性骨髓炎，可能是 SAPHO 综合征(滑膜炎、痤疮、脓疱病、骨肥厚、骨炎综合征)的一种特型。

第三节　特殊年龄的银屑病

一、儿童银屑病的特征

儿童银屑病不同于成人银屑病，皮损常常不典型，可以仅表现为红斑、丘疹，大多皮损较薄，鳞屑相对较少，以斑块型最为常见。患儿往往瘙痒症状非常明显。儿童银屑病的好发部位是四肢、头皮、躯干、面部等；发生在头皮的皮损常引起暂时性脱发和银屑病性秃发。由于大部分患儿受累皮肤面积小于全身面积的 5%，因此，治疗上亦不同于成年人，绝大多数患儿仅局部使用外用药治疗就可控制病情，其中外用糖皮质激素软膏和卡泊三醇是首选用药；有些病情较轻的患儿未经治疗，仅改善生活方式即可自愈。

另外，儿童银屑病与链球菌感染和遗传因素关系密切，绝大多数儿童在发病前都曾有过扁桃体炎或上呼吸道感染史，近半数的患儿患有慢性扁桃体炎，近 70%的患儿存在银屑病家族史，且这些患儿通常都是首次发病。首次发病的患儿皮损表现形式以点滴型银屑病和寻常型银屑病为主，很少见到红皮型或脓疱型银屑病。发生于儿童的银屑病皮损通常较为局限，合理治疗下通常不会蔓延全身，且很少有关节损害，有时可累及指（趾）甲，通常表现为点状凹陷、纵嵴、甲分离等；一般而言，如果没有合并感染或其他全身性疾病，发热、四肢乏力等症状并不常见，一般状况良好。通常，患儿发病有季节性差异，往往冬重夏轻，并且皮损常常随着患者出现上呼吸道感染而加重，随着感染的治愈又减轻，两者严重程度是平行的。

二、老年银屑病的特征

不同于普通中青年患者的典型银屑病表现，老年银屑病往往不是那么的"典型"，我们按照其发病的不同特点，大致将其分为以下几种类型。

1. 患者青少年时期即患有银屑病，长期以来一直规律治疗，病情稳定，延续到老年阶段。这一类患者由于自我管理良好，极少出现严重的并发症，亦很少进展，很少有银屑病导致的关节损害和脏器损害。

2. 患者既往没有银屑病病史，但老年时期在某些刺激诱因之下（如强烈的精神刺激、严重感染、脏器功能不全等）诱发了银屑病。此类患者皮损大多为寻常型，有典型银屑病的皮损表现（如薄膜征、点状出血征），鳞屑多为银白色薄层云片状；这一类大多为女性患者，随着更年期综合征症状，出现皮损也会加重，随着年龄增长，内分泌激素趋于平稳，皮损又随之好转，有的患者甚至可在 60 岁以后痊愈，没有刺激因素不再复发。

3. 患者既往患有寻常型或点滴型银屑病，在某些诱因之下（如搔抓、不恰当的治疗等），病情发生突然进展，皮损开始融合，形成大片的暗红色或红褐色的浸润性斑块，上覆有典型的银白色鳞屑，鳞屑往往较厚，紧紧附着于红斑之上，不易剥离。

4. 原本患有银屑病，经治疗已治愈或者皮损已消退，受到刺激后在原有皮损部位出现浸润性暗红色斑块，并且多伴有指（趾）甲损害，少数患者还会同时伴有关节肿痛症状，症状往往较重，进展较快。

在这四种患者中，后两种尤其需要特别注意，治疗不及时或护理不当时，病情会持续进展加重。老年患者常常合并一些慢性疾病，本身的一般状况较差，病情一旦加重，难以控制，容易出现全身症状及脏器损害，并对一般治疗不敏感。这种情况下选择用药必须谨慎，患者尽量不要自行调整用药，治疗过程中发生任何不适，应及时到医院就诊，寻求医生帮助，并在使用过程中密切监测生命体征及肝肾功能。

第四节　临床检查表现

一、实验室检查

1. 脓疱型银屑病　病程较长者，可出现白细胞总数增高、低血钙、血沉增快等。

2. 关节病型银屑病　可有血钙低、血沉增快。病情活动时红细胞沉降率（ESR）加快，C-反应蛋白（CRP）增加。IgA、IgE增高，补体水平增高等；滑液呈非特异性反应，白细胞轻度增加，以中性粒细胞为主；类风湿因子（RF）阴性，少数患者可有低滴度的RF和抗核抗体。骶髂关节和脊柱受累的患者中约半数患者人类白细胞抗原（HLA-B27）阳性。

3. 红皮病型　可出现白细胞总数增高、低蛋白血症。

二、组织病理学检查

1. 寻常型银屑病表皮改变较早，有角化过度伴角化不全，颗粒层减少或消失，棘层肥厚，表皮突规则下延，末端增宽呈杵状，真皮乳头向上延伸，乳头上方表皮层变薄，白细胞在角化不全的角质层内聚集形成门罗微脓肿，真皮浅层血管周围有淋巴细胞浸润。

2. 脓疱型银屑病基本病理同寻常型，在棘层上部出现海绵状脓疱，疱内主要为中性粒细胞，真皮内主要为淋巴细胞及组织细胞浸润。

3. 红皮病型银屑病，除有银屑病病理特征外，主要有毛细血管扩张、真皮水肿等变化。

三、影像学检查

1. 周围关节炎　周围关节骨质有破坏和增生表现。末节指远端有骨质溶解、吸收而基底有骨质增生；可有中间指骨远端因侵蚀破坏变尖和远端指骨骨质增生，两者造成铅笔帽样畸形，或望远镜样畸形；受累指间关节间隙变窄、融合、强直和畸形。长骨骨干绒毛状骨膜炎。

2. 中轴关节炎　表现为不对称骶髂关节炎，关节间隙模糊、变窄、融合。椎间隙变窄、强直，不对称性韧带骨赘形成，椎旁骨化，其特点是相邻椎体的中部之间的韧带骨化形成骨桥，并呈不对称分布。

第四章　银屑病的诊断及鉴别诊断

第一节　诊断要点

一、寻常型银屑病

1. 临床特点　①典型皮损：边界清，形态大小不一的红斑，稍有浸润增厚，红斑表面上覆多层银白色鳞屑，刮除鳞屑，见一层淡红半透明薄膜，即"薄膜现象"，再刮除薄膜，可见小出血点，称"点状出血现象"。进行期，常在外伤或针孔处出现新皮损，称"同形反应"；②头皮皮损出现点状凹陷似顶针样，变形、肥厚，失去光泽。皮肤皱襞部位易造成浸渍皲裂；③皮损以头皮、躯干及四肢伸侧为主，黏膜如口腔、龟头损害较轻；④初发多为青壮年，病程慢性，有一定季节性，冬重夏轻，可反复发生，亦有终生不愈者。

2. 病程分三期　①进行期：急性发作阶段，伴"同形反应"；②静止期：皮损稳定，旧疹不消，无新发疹；③退行期：皮损减少，变薄，逐渐消退，留色素减退或色素沉着斑。

3. 组织病理改变　主要为显著角化不全，可见 Munro 脓肿，颗粒层变薄或消失，棘层肥厚，表皮突延长，深入真皮。真皮乳头呈杵状向表皮内上伸，真皮浅层血管周围淋巴细胞浸润。

二、脓疱型银屑病

1. 临床特点　①皮损特点：在寻常型银屑病基础上出现浅表的无菌性脓疱，可融合成"脓湖"。②皮损可泛发全身亦可局限于掌跖，口腔黏膜亦可累及，常见沟纹舌。③伴发热，寒战，关节肿胀等全身症状。④实验室检查：白细胞增高，血沉增快，可有低蛋白血症及低钙血症。

2. 组织病理改变　表皮内海绵状脓疱，疱内多数为中性粒细胞。脓疱多位于棘细胞上层，真皮浅层血管扩张，周围有淋巴细胞和组织细胞及少量中性粒细胞浸润。

三、关节病型银屑病

1. 典型的关节改变，多侵犯远端指（趾）间关节，常不对称，发生类风湿关节炎样损害，关节红肿、疼痛、变形及功能障碍。

2. 常与寻常型银屑病或脓疱型银屑病同时存在，多见于男性，病程迁延，关节炎随银屑病皮损的轻重而变化。

3. 实验室检查类风湿因子阴性，血沉增快，X 线检查见类似风湿关节炎的骨关节破坏。

四、红皮病型银屑病

1. 银屑病活动期治疗方法不当或脓疱型消退过程中可转为本型。

2. 表现全身皮肤弥漫性潮红、肿胀和脱屑，在潮红斑浸润中，可见片状正常"皮岛"为本病特点之一。

3. 伴发热、畏寒、头痛及关节痛等不适，浅表淋巴结肿大。血白细胞可升高。

4. 本型病情顽固，愈后易复发。治愈后只见典型的银屑病损害。

第二节　鉴别诊断

根据本病的临床表现、皮疹特点及好发部位、发病与季节的关系等，一般诊断不难，但有时需要与下列疾病鉴别。

一、银屑病与慢性湿疹

银屑病发病以青壮年为主，常伴银屑病家族遗传史。全身均可发病，以头皮、四肢伸侧较为常见，多在冬季加重。典型表现为边界清楚、形状大小不一的红斑，周围有炎性红晕，稍有浸润增厚，表面覆盖多层银白色鳞屑，鳞屑易于刮脱，刮净后为淡红发亮的半透明薄膜，刮破薄膜可见小出血点。

慢性湿疹常由急性、亚急性湿疹反复发作，经久不愈转变而来。追问病史，大多数患者先有粟粒大小、密集成片的丘疹、丘疱疹，或小水疱形成的斑片，基底潮红，抓破后有点状渗液及小糜烂面，由于反复搔抓刺激，皮损出现肥厚、苔藓化表现。

银屑病和慢性湿疹都是慢性病，常常反复发作，很难治愈。发生于头皮、面部、小腿、前臂伸侧及骶尾部的肥厚性银屑病、脂溢性皮炎样银屑病、湿疹样银屑病需与慢性湿疹相鉴别。

鉴别要点如下：

1. 慢性湿疹患者常有过敏体质，常伴荨麻疹、哮喘、过敏性鼻炎等过敏性疾病史，而银屑病无此特点。

2. 慢性湿疹有急性、亚急性、慢性期交替出现的特点，周期性发作，处于急性期时有明显的渗出倾向，而银屑病通常无此特点。

3. 慢性湿疹伴有色素沉着，其鳞屑不呈银白色。

4. 慢性湿疹常无系统损害表现，而银屑病有时可累及指(趾)甲和关节等处。

5. 慢性湿疹可伴血嗜酸性粒细胞和(或)IgE 水平增高，而银屑病则很少出现。

二、银屑病与神经性皮炎

神经性皮炎是以阵发性皮肤瘙痒和皮肤苔藓化为特征的慢性皮肤病。多见于成年人，儿童一般不发病。目前认为精神因素是发生本病的主要诱因，如情绪波动、精神过度紧张、焦虑不安等均可使病情加重和反复。其次，局部刺激如衣领摩擦、化学物质刺激、反复搔抓等均可诱发本病的发生。本病初发时仅有瘙痒感，而无原发皮损，由于搔抓及摩擦，皮肤逐渐出现粟粒至绿豆大小的扁平丘疹，圆形或多角形，坚硬而有光泽，呈淡红色或正常皮色，散在分布。因有阵发性剧痒，患者经常搔抓，丘疹逐渐增多，日久则融合成片，肥厚、苔藓样变。发生于颈项部、肘部、腰骶部的肥厚性银屑病需与神经性皮炎相鉴别，两者鉴别要点如下：

1. 神经性皮炎多见于成人，无遗传史。银屑病可见于各个年龄段，并常伴有家族遗传史。

2. 神经性皮炎常伴紧张、焦虑、脾气急躁、睡眠差等特征，发病与季节、饮食无关。而银屑病发病有一定季节性特征，常冬重夏轻。

3. 神经性皮炎好发于易摩擦、搔抓部位，反复刺激后局部起疹，可局限发病或泛发。银屑病常对称泛发，不局限于摩擦部位。

4. 神经性皮炎的特征性皮疹为苔藓样变，皮肤浸润肥厚，嵴沟明显，表面附少量鳞屑，伴有抓痕、血痂。而银屑病表现为银白色鳞屑性红斑样损害。

5. 神经性皮炎除皮肤症状外无系统受累表现，而银屑病有时可累及黏膜、指(趾)甲、关节等处，并可引起系统损害表现。

三、银屑病与痒疹

痒疹以成年人多见，损害初起为淡红色或红色丘疹，很快变成为圆顶形坚实结节，由豌豆到指甲大小，一般呈灰褐色或红褐色。损害表面角化、粗糙，呈疣状，触之有坚实感。自觉剧烈瘙痒，可自行消退并遗留色素沉着或瘢痕，也可因搔抓致结节顶部出现血痂、抓痕和苔藓样变。损害常发生在四肢，尤其以小腿伸侧多见，也可以发生背部或其他部位。

发生于四肢伸侧的疣状银屑病、蛎壳状银屑病需与结节性痒疹相鉴别。鉴别要点如下：

1. 痒疹好发于成年女性，无家族遗传史。银屑病发病以青壮年为主，常伴家族遗传史。

2. 痒疹发病与季节无关，常有反复搔抓史。而银屑病发病有明显的季节特征，常冬重夏轻。

3. 痒疹主要分布于四肢，以小腿伸侧为多。银屑病好发于头皮、躯干及四肢伸侧，部分病患可累及黏膜。

4. 痒疹的典型皮损为结节，表面粗糙，红褐色或黑褐色，触之有坚实感而银屑病为银白色鳞屑性红斑样损害。

5. 痒疹除皮肤症状外无系统受累表现，而银屑病有时可累及指(趾)甲关节等处，并可引起系统损害表现。

6. 痒疹可伴血嗜酸性粒细胞和(或)IgE 水平增高，而银屑病很少出现。

四、银屑病与药疹

药疹是指药物通过注射、内服、吸入等途径进入人体后引起的皮肤、黏膜反应。药疹临床类型复杂，呈多种多样，可类似其他皮肤病和发疹性传染病，但基本特点是发病突然，一般均对称分布(固定型药疹除外)，泛发全身或偶仅限于局部，损害多形，可表现为弥漫性水肿性红斑、斑丘疹、水疱、大疱、糜烂等，常伴瘙痒，可累及黏膜及内脏系统。临床上按皮损形态可分为十几种亚型。银屑病与药疹表现都呈多样性。应注意湿疹样银屑病应与湿疹样型药疹相鉴别；扁平苔藓样银屑病需与苔藓样药疹相鉴别；钱币状银屑病需与多形红斑型药疹相鉴别；脓疱型银屑病需与急性泛发性发疹性脓疱病型药疹相鉴别；红皮病型银屑病需与红皮病型药疹相鉴别等。它们共同的鉴别要点如下：

1. 银屑病发病多见于青壮年，常有家族史。药疹可发于任何年龄段，成人与儿童均可发病，与家族遗传史无关。

2. 银屑病的发生与季节有一定关系，常冬重夏轻。药疹的发病与此无关，但发病前有明确的用药史。

3. 银屑病好发于头皮、躯干及四肢的伸侧，特征性皮疹为银白色鳞屑性红斑样损害，少数情况下可累及黏膜。药疹通常泛发全身，表现为红斑、丘疹鳞屑、水疱、脓疱及糜烂、渗出等损害，常常侵犯口唇及外阴等黏膜部位。

4. 两种疾病都能引起系统损害，但药疹更易出现明显的全身症状，如恶寒、高热、头痛、食欲减退、淋巴结肿大、腹痛、腹泻、恶心、呕吐等。

5. 实验室检查银屑病通常无异常，而药疹可表现为外周血白细胞总数增多，嗜酸性粒细胞增多，肝肾功能及电解质异常等。

五、头皮银屑病与头皮脂溢性皮炎

头皮是银屑病的好发部位，皮损可以单独发生在头皮，也可合并其他部位。据统计，寻常型银屑病初发于头皮者占46.9%，而整个病程中有头皮受累的可达65.7%。头皮处的银屑病一般表现为边界清楚的、覆盖厚鳞屑的斑块，常常沿着发际分布，又因鳞屑与头皮的皮脂相互交杂，呈现灰白色。由于增厚鳞屑紧缩，头发可以成束状犹如毛笔，称为"束状发"，但一般不引起脱发。这种"束状发"的表现是头皮银屑病的一个重要特征。

头皮脂溢性皮炎开始为头皮轻度潮红斑片，上面覆盖灰白色糠状鳞屑，伴轻度瘙痒，皮疹扩展，可见油腻性鳞屑性地图状斑片，呈大块弥漫状，如繁星点点散布于头皮或发际，用手搔抓，则鳞屑纷纷落下。发生在头皮的银屑病与脂溢性皮炎鉴别要点如下：

1. 头皮银屑病可发于不同年龄段，常冬重夏轻，常伴有家族史。头皮脂溢性皮炎常见于青壮年及新生儿，发病与遗传及季节无明显关联。

2. 头皮银屑病可单见于头皮，但大多数情况下躯干、四肢等处可见到典型银屑病的损害。头皮脂溢性皮炎可仅单发生或同时见于面部、前胸等皮脂腺丰富区域。

3. 头皮脂溢性皮炎的皮损边界不清，表现为灰白色糠秕状或油腻性鳞屑性厚痂，基底部浸润较轻，鳞屑少而薄，呈油腻性，带黄色，刮除后无点状出血。而头皮银屑病皮损边界清楚，呈点滴状或斑片状，其上覆有白色厚鳞屑，厚痂也非油腻性。

4. 头皮脂溢性皮炎无束状发，常伴脱发。而头皮银屑病往往呈特征性的"束状发"，白色鳞屑与头皮结合紧密，强行剥离鳞屑可见点状出血，无明显脱发。

六、头皮银屑病与头癣

头癣是皮肤癣菌引起的头发和头皮的浅部真菌感染，好发于儿童，传染性较强。按照头癣的症状不同，可分为黄癣、白癣和黑点癣。其中最常见的是黄癣，俗称"秃疮"或"癞痢头"。典型皮损为早期毛根处形成针头或绿豆大小丘疱疹，继而变为脓疱，脓疱干燥后形成硫黄色干痂。皮损扩大，痂皮融合变厚，边缘翘起，中央黏着于头皮而略凹陷，中心可有毛发贯穿，愈后形成萎缩性瘢痕；病发参差不齐，干涸无光泽，遗留永久性秃发。头皮银屑病与头癣鉴别要点如下：

1. 头皮银屑病可发于不同年龄段，多见于青壮年。而头癣多见于儿童及成人。

2. 头皮银屑病常常冬重夏轻，常伴家族史。头癣无此特点，但有与头癣患者或动物密切接触史。

3. 头皮银屑病可合并躯干、四肢等处出现典型银屑病的损害。头癣可合并身体其他部位出现体癣、甲癣等。

4. 头皮银屑病常累及发际线，皮损为银白色鳞屑性斑块，边界清楚，头发可呈特征性的"束状发"，不易拔除，无折断。头癣的病发干燥无光，易折断并有脱发，部分病程较长的头癣患者可形成瘢痕，遗留永久性秃发。

5. 取病发真菌镜检＋培养　头皮银屑病呈阴性反应；头癣则可见到发内及发外孢子及菌丝，真菌培养阳性。

6. 病变区滤过紫外线灯检查　头皮银屑病呈阴性反应，头癣可见到暗绿色或亮绿色荧光。

七、银屑病与玫瑰糠疹

玫瑰糠疹多发于青年人或中年人，儿童与老年人少见，无性别差异。以春秋季多发。初起损害是在胸、颈、躯干或四肢出现直径 1~3cm 大小的玫瑰色淡红斑或黄褐色斑片，边缘微高起，有细薄的糠秕样鳞屑，称为"母斑"，数目为 1~3 个。之后躯干与四肢近侧端相继有泛发性成批的皮损出现，常对称分布，皮损较母斑为小，形态与母斑基本相同，称为"子斑"。斑片大小不一，常呈椭圆形，中间有细碎的鳞屑，皮损的长轴与皮纹一致。伴轻度瘙痒或者无痒感。点滴状银屑病、钱币状银屑病、地图状银屑病需与玫瑰糠疹相鉴别，其鉴别要点如下：

1. 银屑病可发于不同年龄段，多见于青壮年。而玫瑰糠疹易发病于少年及青年人。

2. 银屑病多冬重夏轻，易反复发作，并常伴家族遗传史。而玫瑰糠疹常在春秋季好发，起病前可有上呼吸道感染的前驱症状，病程呈自限性，不易复发，与家族史无关。

3. 银屑病好发于躯干及四肢伸侧，为银白色鳞屑性丘疹及斑丘疹，皮疹瘙痒明显。而玫瑰糠疹常好发于躯干和四肢近端，通常不累及头部。皮损多为泛发性圆形或椭圆形小斑片，中央色泽鲜艳呈橙红色，边缘微隆起呈淡红色，境界清楚，上覆糠秕样细薄鳞屑，常可见"母斑"和"子斑"，且皮损长轴与皮纹平行。皮疹多轻度瘙痒或者无痒感。

八、银屑病与二期梅毒

二期梅毒疹多以自觉症状轻微、分布广而稠密、对称性发疹为特点。其主要类型有：①斑疹型梅毒疹：最为多见，主要分布在躯干和四肢近端内侧，大小不等，常呈圆形、椭圆形，呈铜红色或暗红色。②丘疹型梅毒疹：一般为 2~5cm 直径的小丘疹，丘疹初为铜红色，后转呈褐色。一般基质坚硬，表面可有少量鳞屑，此类疹型内含梅毒螺旋体，传染性很强。③脓疱型梅毒疹：初为斑疹，以后隆起，顶部生小脓疱。分布较广，此种患者一般营养较差。

二期梅毒疹是皮肤病里的"模仿大师"，临床上特别容易和其他皮肤病相混淆，银屑病与二期梅毒疹的鉴别要点如下：

1. 银屑病可发生于不同年龄段。二期梅毒疹多见于性活跃的青中年男女。

2. 银屑病易反复发作，常有家族史，与季节、饮食、精神等因素有关。而二期梅毒发病与不洁性接触史、输血史或手术史有关。

3. 银屑病呈银白色鳞屑性红斑或丘疹，瘙痒明显。而二期梅毒常呈铜红色或暗红色斑疹,上附细糠状鳞屑,自觉症状轻。

4. 银屑病较少引起淋巴结肿大。而二期梅毒通常引起全身性淋巴结的肿大。

5. 实验室检查 银屑病梅毒特异性血清学反应阴性,而二期梅毒特异性梅毒血清学反应呈阳性。

九、银屑病与扁平苔藓

扁平苔藓是一种不明原因引起的累及皮肤、毛囊、指(趾)甲、黏膜的慢性炎症性疾病,多发于中年人,特征性皮疹表现为紫红色多角形或类圆形扁平丘疹斑块,边界清楚,表面有 Wickham 纹。好发于手腕、前臂、下肢远端和骶骨前区,多伴有明显瘙痒感。

发生在躯干、四肢、黏膜及指(趾)甲的银屑病应注意与扁平苔藓相鉴别,两者的鉴别要点如下:

1. 银屑病可发生于任何年龄段,最常见于青壮年,无性别差异。扁平苔藓好发于 30~60 岁成人,女性多见。

2. 银屑病易反复发作,常伴家族史,与季节、饮食、精神等因素有关。而扁平苔藓与此类因素无明显关联。

3. 银屑病皮损为鳞屑性红斑,上覆银白色鳞屑,Auspitz 征(+)。而典型的扁平苔藓皮损为紫红色多角形或类圆形扁平丘疹,边界清楚,表面有 Wickham 纹。

4. 两病都可累及黏膜,银屑病黏膜受累者表现为光滑干燥性红斑,其上少许鳞屑。而扁平苔藓黏膜受累可表现为丘疹、斑块、糜烂、萎缩及大疱,其黏膜损害较银屑病更为常见及严重。

5. 银屑病甲受累表现为甲板上有点针状凹陷,还可出现纵嵴、横沟、浑浊、肥厚、游离或甲板畸形。而扁平苔藓甲损害表现为甲板变薄、纵嵴、远端甲板分裂、甲溶解及甲下角化过度。

十、银屑病与毛发红糠疹

毛发红糠疹病因尚不明确,可能与遗传因素、维生素缺乏、角化障碍、内分泌功能障碍、肝病、感染等有关。患者头皮先出现较厚的灰白色糠样鳞屑,随后面部出现黄红色干性细薄鳞屑,类似于干性脂溢性皮炎,继而可泛发全身。皮疹的临床特征为小的毛囊角化性丘疹和散在性融合成糠秕状鳞屑性棕红色斑片或斑块,对称分布。77%~97%的患者有掌跖过度角化。皮疹严重时可泛发全身,发展成干燥鳞屑性红皮病。两者的鉴别要点如下:

1. 银屑病可发生于任何年龄段,最常见于青壮年。毛发红糠疹好发于1~10岁儿童和40~50岁的成人。

2. 银屑病常随季节反复发作。而毛发红糠疹发病与季节无关。

3. 银屑病皮损为鳞屑性红斑,上覆银白色鳞屑,Auspitz征(+),无明显毛囊性丘疹和掌跖角化。而典型的毛发红糠疹的皮损为小的毛囊角化性丘疹和散在性融合成糠秕状的鳞屑性棕红色或橘红色斑片或斑块,呈"鸡皮"样外观触摸时有粗糙或刺手感。掌跖角化明显。

4. 两病都可累及指(趾)甲和毛发。毛发红糠疹表现为指甲浑浊肥厚,甲下过度角化,表面有嵴纹,但无银屑病甲的特征性点状凹陷;毛发红糠疹累及毛发时可出现弥漫性脱发,而银屑病累及毛发不会引起脱发。

十一、银屑病甲损害与甲癣

当银屑病侵犯指(趾)甲时要注意和甲癣相鉴别,两者的鉴别要点如下:

1. 银屑病甲只出现在有银屑病史的患者身上。甲癣可出现在任何人群常合并有甲外伤史或者身体其他部位真菌感染史。

2. 银屑病甲病程缓慢,可随银屑病的好转而缓解。而甲癣不会自行缓解,呈进行性加重,若不治疗可迁延终生。

3. 银屑病甲最常见的损害是甲母质受累导致的点状凹陷,此外还可见到点状出血、甲剥离、变色和甲下角化过度等。而甲癣感染常始于甲的前缘或侧缘,常伴有邻近皮肤的感染。甲板的破坏以角化增生为主,表现为甲的色泽改变、质地松软、厚度增加,有时可见甲板与甲床分离。

4. 银屑病甲通常会累及多个指甲,并呈对称分布。而甲癣常是单个甲先受累,其他邻近甲可以正常。

5. 病甲真菌涂片及培养 银屑病甲呈阴性反应,而甲癣可找到真菌菌丝及孢子,培养呈阳性。

十二、银屑病与副银屑病

副银屑病临床上与银屑病非常类似,两者的鉴别要点如下:

1. 银屑病可发生于任何年龄段,最常见于青壮年,发病无性别差异。而副银屑病多见于青年及中老年人,男性多于女性。

2. 银屑病易反复发作，常伴家族史，与季节、饮食、精神等因素有关。而副银屑病病因不清，通常与此类因素无关。

3. 银屑病好发于躯干及四肢伸侧，常累及头皮、甲及黏膜，有明显瘙痒感。而副银屑病皮疹以躯干两侧、四肢屈侧为多，一般不累及头面、甲及黏膜皮疹无明显自觉症状。

4. 银屑病通常只表现为鳞屑性红斑或丘疹，典型皮疹 Auspitz 征（＋）。而副银屑病除鳞屑性红斑或丘疹外，还可表现为丘疱疹、水疱、大疱、溃疡、坏死、结痂、凹陷性瘢痕等损害，其 Auspitz 征（－）。

十三、银屑病关节炎和类风湿关节炎鉴别

类风湿关节炎是一种以对称性多关节炎为主要临床表现的自身免疫性疾病，以关节滑膜慢性炎症、关节的进行性破坏为特征。两个病可以通过发病情况、临床表现、实验室检查和影像学检查以资鉴别，但两者也可共存。

发病情况：银屑病关节炎男女无差异，好发年龄为 30～50 岁；而类风湿关节炎男女之比为 1:3，好发年龄是 40～60 岁。

临床表现：关节炎的鉴别包括以下内容：①发病时关节分布，银屑病关节炎具有不对称性，而类风湿关节炎是对称发作的；②受累关节数，银屑病关节炎是寡关节（即少关节），而类风湿关节炎是多关节；③手足受累部位，银屑病关节炎是指（趾）远端，而类风湿关节炎是指（趾）近端；④累及区域，银屑病关节炎可以是同一根手指的全部关节，而类风湿关节炎是多个手指的同一关节（比如多个近端指关节）；⑤银屑病关节炎病变关节可以为紫色，而类风湿关节炎不会出现类似改变；⑥银屑病关节炎可以出现脊柱受累和骶关节炎，而类风湿关节炎很少累及脊柱，不会出现骶髂关节炎。

此外，银屑病性关节炎常有银屑病皮损和甲病变、腊肠样的指（趾）炎和起止点炎，而类风湿关节炎不伴有上述改变。

实验室检查：类风湿因子检测，类风湿关节炎患者几乎 100% 出现阳性，而银屑病性关节炎仅 2%～16% 阳性。

影像学表现：银屑病性关节炎有特殊的 X 线表现，如笔帽样改变，部分患者有脊柱和骶髂关节病变。而类风湿关节炎 X 线以关节侵蚀性改变为主。两者可能共存，但是非常少见。

第五章　银屑病的中医治疗

第一节　中医治疗概述

一、中医治疗银屑病的治则

中医治疗银屑病遵循中医药治疗的基本原则，即关注整体，辨证论治，内外结合。

中医的整体观体现了天人合一的观点，在治疗银屑病时，除了要关注疾病的具体情况外，还要根据患者的地域、性别、年龄、季节、社会地位、生活环境及生活方式、情绪变化等因素，进行积极的干预调整，在关注具体的皮损同时，还要关注患者先天禀赋、气血津液、经络脏腑的病理变化，整体调理。即要达到人与自然的和谐统一，人与社会的和谐统一，人体整体的和谐统一。

辨证论治常用的治则是凉血解毒、养血解毒、活血解毒，此外根据不同的兼证还应常用祛风、除湿、润燥止痒、温经通络等治则。

外治疗法的原则是要根据具体的皮损选择相应的治法、药物、剂型，以达到凉血消斑、润燥、止痒等功效。

二、中医治疗银屑病的特点

中医治疗银屑病更关注整体，中医认为银屑病形于外而实发于内，"没有内乱，不得外患"，发病与经络的通畅与否、脏腑的盛衰与否、气血的充盈与否都是息息相关。而且认为疾病与自然、社会的因素息息相关，注重天人合一，所以在治疗时注意根据患者身体整体情况及不同环境、季节、体质调整药物，注意针对患者的不良情绪进行疏导，对不良的生活习惯加以告诫进行调整。所以在治疗皮损的同时，往往也改善了伴随的其他不适症状，对生活质量的改善更加明显。

中医药治疗采用的药物以天然植物为主，相对来说安全、不良反应少，中药一般使用复方，耐药及停药病情反跳发生较少。而银屑病是慢性疾病，往往需要长期用药，中医药安全性较高，具有一定优势。

第二节　辨证施治

寻常型银屑病的早期、进行期或急性复发，以及脓疱型和红皮病型银屑病以血热为主，可表现为风热、湿热、火毒等实证；寻常型银屑病静止期迁延日久以血瘀为多，消退期以血虚风燥证多见；关节病型银屑病常表现为风湿寒痹证或脾肾阳虚证。

一、风热血热证（常见于寻常型进行期）

1. 证候特点　皮损不断增多，自觉瘙痒，常于夏季加重，伴有怕热，小便黄赤，大便干结。舌红，苔薄黄，脉滑数。

2. 治法　疏风消热，凉血化斑。

3. 方药　消风散合犀角地黄汤加减。基本处方：荆芥10g，防风10g，牛蒡子15g，蝉蜕5g，苦参15g，川木通10g，知母10g，石膏30g，生地黄15g，水牛角50g，赤芍15g，牡丹皮10g，甘草5g。每日1剂，水煎服。

4. 加减　咽喉疼痛者加大青叶15g、浙贝母15g以利咽解毒；大便秘结者加大黄10g（后下）、厚朴15g、枳实15g以通腑泄热。

5. 常用中成药　复方青黛胶囊、丹清胶囊、消银颗粒、克银丸、消风止痒颗粒。

二、血虚风燥证（常见于寻常型消退期）

1. 证候特点　病情迁延日久，皮疹有苔藓样变，皮肤干燥、肥厚。在关节伸侧可有皲裂，疼痛，可伴头晕眼花、面色㿠白，舌淡苔薄，脉濡细。

2. 治法　养血祛风润燥。

3. 方药　养血祛风润肤汤加减。基本处方：当归15g，熟地黄15g，天门冬10g，麦门冬10g，黄芩10g，生黄芪20g，桃仁10g，红花6g，天花粉10g，甘草5g。每日1剂，水煎服。

4. 加减　心烦失眠者加酸枣仁 12g、夜交藤 15g 以养心安神；口干咽燥者去生黄芪，加石膏 30g(先煎)、知母 15g 以清热生津除烦。

5. 常用中成药　紫丹银屑胶囊、苦丹丸、润肤丸、当归饮子丸、润燥止痒胶囊、乌蛇止痒丸、湿毒清胶囊。

三、湿热蕴结证(多见脓疱型或红皮病型)

1. 证候特点　多发于腋窝、腹股沟等皱襞部位，红斑糜烂，浸渍流滋，瘙痒，或掌跖部有脓疱，多阴雨季节加重，伴胸闷纳呆，神疲乏力，下肢沉重，或带下增多，色黄，苔薄黄腻，脉濡滑。

2. 治法　清热利湿。

3. 方药　萆薢渗湿汤加减。基本处方：萆薢 10g，薏苡仁 10g，黄柏 10g，牡丹皮 10g，泽泻 15g，滑石 10g，赤芍 15g，川木通 10g，车前子 30g，甘草 5g。每日 1 剂，水煎服。

4. 加减　对于皮损广泛、脓疱较多者，可加蒲公英 30g、土茯苓 30g、忍冬藤 30g 等清热解毒。

四、火毒炽盛证(多见于红皮病或脓疱型)

1. 证候特点　全身皮肤发红，或呈暗红色，甚则稍有肿胀，鳞屑较少，皮肤灼热，或密布小脓疱。伴壮热口渴，便干溲赤，舌红绛，苔薄，脉弦滑数。

2. 治法　清热解毒凉血。

3. 方药　黄连解毒汤合五味消毒饮加减。基本处方：黄连 5g，黄柏 10g，黄芪 12g，栀子 10g，蒲公英 20g，金银花 10g，野菊花 15g，天葵子 10g，紫花地丁 10g，甘草 5g。每日 1 剂，水煎服。

4. 加减　壮热、神昏、烦躁者加服安宫牛黄丸或至宝丹以通窍清热解毒；大便秘结者加大黄 10g(后下)、芒硝 10g(冲服)以通腑泄热。

五、血瘀证(常见于寻常型静止期迁延日久者)

1. 证候特点　病程较长，反复发作，经年不愈，皮损紫黯或色素沉着，鳞屑较厚，有的呈蛎壳状，或伴有关节活动不利，舌有瘀斑，苔薄，脉细涩。

2. 治法　活血化瘀，养血润燥。

3. 方药　桃红四物汤加减。基本处方：桃仁 10g，红花 6g，熟地黄 15g，当归 12g，赤芍 10g，川芎 15g，丹参 15g，甘草 5g。每日 1 剂，水煎服。

4. 加减　皮损色紫黯，病情严重，血瘀较甚者酌加三棱10g、莪术10g等破血之品。

5. 常用中成药　郁金银屑片、银屑灵、大黄䗪虫丸。

六、风湿寒痹证(多见关节病型初起)

1. 证候特点　皮疹红斑不鲜，鳞屑色白较厚，抓之易脱，常冬季加重或复发，夏季减轻或消失。伴畏冷，关节酸楚或疼痛，瘙痒不甚，苔薄白，脉濡滑。

2. 治法　疏风散寒，和营通络。

3. 方药　桂枝汤加减。基本处方：桂枝10g，白芍10g，炙甘草5g，生姜3片，大枣10枚，苍耳子10g，白芷10g，白鲜皮20g，地肤子10g，当归15g。每日1剂，水煎服。

4. 加减　如有关节畸形、功能障碍者，可去白芷、牛蒡子等解表之品，加羌活10g、独活10g、桑寄生15g、桑枝30g、秦艽15g、威灵仙15g以祛除风湿，活络通经。

七、脾肾阳虚证(多见关节病型日久)

1. 证候特点　病久不愈，皮损为淡红色或黯红色浸润斑片，鳞屑干燥，关节受累日久，肿痛变形，功能障碍，爪甲增厚，灰暗无光泽；伴神疲乏力，腰膝酸软，舌质淡嫩，苔薄，脉沉细。

2. 治法　温阳化瘀，健脾补肾。

3. 方药　附子理中汤合济生肾气丸加减。基本处方：附子10g，党参15g，白术10g，干姜10g，菟丝子15g，炙甘草5g，山药15g，茯苓15g，丹参30g，黄芪15g，白花蛇舌草30g。每日1剂，水煎服。

4. 加减　脾阳虚重者加人参10g以温中回阳，补脾益气；肾阳虚重者加鹿茸3g(另炖)、巴戟天15g以壮肾阳，益肾阴。

第三节　外治疗法

一、中药湿敷

适用于血热证，皮损色红者。选取清热凉血、燥湿解毒中药按3%～10%比例加水煎汤待凉，以8层纱布浸湿后贴敷患处，每次20～40分钟，每日

1~2 次。

二、中药浸浴

适用于血燥证、血瘀证，皮损色暗或淡，静止或趋于消退者。根据病情选用养血活血润燥止痒药物，煎汤浸浴或熏蒸，每次 20~40 分钟，每日或隔日 1 次，或可根据病情选用矿泉浴治疗。可根据病情选用腿浴治疗器、智能型中药熏蒸汽自控治疗仪、熏蒸床(坐式)医用智能汽疗仪等中医诊疗设备。

三、中药软膏

根据病情选用清热解毒、润肤止痒等中药软膏外涂患处，以安抚为主，避免刺激，每日 2 次。肥厚皮损可使用封包方法。

四、体针

取大椎、曲池、合谷、血海、三阴交、陶道、肝俞、脾俞等穴位，采用泻法。留针 20~30 分钟，每日或隔日 1 次。或穴位注射，每日或隔日 1 次。进行期禁用，使用时注意有无同形反应。

五、拔罐、走罐

进行期禁用。适用于肌肤丰厚处，皮损肥厚、顽固经久不退者。可采用走罐疗法，拔罐时先在所拔部位的皮肤或罐口上，涂一层凡士林等润滑剂，再将罐拔住。然后医者用右手握住罐子，向上、下或左、右需要拔的部位，往返推动，至所拔部位的皮肤红润、冲血，甚或瘀血时，将罐起下。每日或隔日 1 次。

六、毫针治疗

主穴：大椎、肺俞、曲池、合谷、血海、三阴交。配穴：头面部配风池、迎香，上肢配支沟，下肢配足三里、丰隆。手法：平补平泻。每 10 次为 1 个疗程。

七、艾灸疗法

将艾条一端点燃，在距离患处皮肤约 3.3cm 左右灸局部，以灼热不痛，灸至皮肤红晕为度，每日 1~2 次，每次 15~20 分钟，10 次为 1 个疗程。

八、耳针治疗

主穴：肺俞、神门、内分泌；配穴：心、大肠。留针 20~30 分钟，隔日 1

次，10 次为 1 个疗程。

九、水针治疗

主穴：肺俞；配穴：足三里、曲池。方法：在所选穴位上常规消毒后选用适宜的注射器，准确进针至一定深度，回抽无血即可推进药液或自身血液。

十、皮肤针治疗

用右手持针柄均匀有力地弹叩皮损，先轻后重，至皮肤潮红或微量出血为度。隔日 1 次，10 次为 1 个疗程。

十一、放血疗法

取患者第 1 至第 12 胸椎两侧各旁开 0.5～1.5 寸处摩擦数次，充分暴露反应点，常规消毒，以三棱针挑破皮肤，挤出血 1～2 滴，以消毒棉签擦去血液，隔日 1 次，1 周为 1 个疗程。

十二、穴位注射

主穴：肺俞；配穴：曲池、足三里。常用药为当归注射液，7～10 天为 1 个疗程，疗程间隔 1 周。

十三、埋线疗法

取穴以背部为主，配用四肢穴位。方法：穴位皮肤常规消毒，做普鲁卡因埋线点局麻，将三角针穿线后用热盐水清洗，第一次从大椎穴进针至第 3 胸椎棘突出针；第二次从第 4 胸椎棘突进针至第 7 胸椎棘突出针；第三次从第 9 胸椎棘突进针至第 11 胸椎棘突出针；第四次从大杼穴进针经风门、肺俞、膈俞，剪断肠线，针口消毒后用 2cm 纱布固定。

第四节　预防与调护

一、银屑病的调护

银屑病的病因尚未完全清楚，治疗方法虽多，目前尚无根治本病的特效方法，但也并非"不治之症"。早期诊断、规范治疗十分重要，合理防护可以减少或延缓复发。

1. 精神心理因素 皮肤是人体内部心理活动的表达器官之一，从某种意义讲，银屑病属于皮肤心身疾病。银屑病患者的精神因素、生活质量和病情严重性之间存在密切关联。很多患者病情长久未复发，但是由于受到重大精神刺激，如亲人亡故、打仗斗殴等使患者精神紧张，继而出现失眠多梦，心烦意乱，而后燥热、瘙痒，出现银屑病皮损。因此精神紧张是银屑病发生和加重的促发因素。银屑病患者要保持心情愉快，心态平和、遇事不急不躁。保持充足睡眠，培养健康的兴趣爱好。与家人朋友共同维护融洽的家庭气氛，和睦的夫妻、亲朋、同事、邻里关系。如遇重大生活事件，要学会疏导压力，提高心理承受能力，热爱生活，对生活充满信心。对于出现较重焦虑、抑郁症状者，要积极寻求医生帮助，接受心理治疗。

2. 预防感染 大量研究显示银屑病与感染相关。其中链球菌感染不仅与急性点滴型、斑块型银屑病关系密切，与关节病型、脓疱型银屑病都有关。因此，换季时要注意保暖，多饮水，预防感染及咽炎的发生。如有咽痛或皮肤感染要及时就医。

3. 避免受潮着凉 中医学认为外感风寒之邪外袭可诱发银屑病。就是说居住环境潮湿、天气寒冷易外感风寒，可使银屑病发生或加重。因此患者应尽量避免大冷大热刺激皮肤，保持居住场所通风干燥。

4. 不破坏皮肤屏障功能 银屑病本身存在皮肤屏障功能明显受损，皮肤经水分丢失量增多，在治疗过程中不正确的护理方式也会对皮肤屏障造成再次损伤，且与疾病严重程度相关。因此患者应避免采用药物或其他方式过度治疗，使皮肤屏障功能遭到进一步破坏，并将屏障功能的修复作为治疗银屑病必不可少的一部分。

5. 避免物理性创伤 银屑病皮损存在同形反应，因此应避免对皮肤的搔抓、磕碰、切割、烧烫等各种损伤。

6. 不滥用药 有些药物可能使银屑病加重，包括 β 受体阻滞药、非甾体类抗炎药、抗疟药等。患者在服用上述药物时要注意观察自身病情变化，及时调整用药。在银屑病治疗方面杜绝偏方，不急于求成，不迷信广告宣传，不盲目追求"根治"。

7. 保持健康生活方式 工作和生活中学会劳逸结合，适度休息，不过度劳累。保持健康的饮食、运动、睡眠、卫生排便习惯不仅对银屑病，对整个身体健康都有益，建议长期坚持。

二、银屑病的日常护理

1. **饮食注意** 饮食起居对银屑病的发生发展、预后复发都有重要意义。

（1）银屑病患者皮损处有大量鳞屑脱落，鳞屑都是由大量蛋白质和脂质组成，机体的蛋白质是抗感染的物质基础，因此需要补充足量的蛋白质。建议通过食用瘦肉、蛋类、豆制品、奶制品摄取优质蛋白质及矿物质。

（2）新鲜的蔬菜、水果、粗粮、坚果、薯类等蕴含丰富维生素及纤维素，摄入食物的多样性可以保证人体每日所需，维持正常生理功能，也有利于银屑病的好转。

（3）酒精、烟草及辛辣刺激性食物会加重银屑病，因此银屑病患者应忌烟、酒及辛辣刺激性食物。同时少饮浓茶及咖啡。

（4）银屑病患者伴发高血压、2型糖尿病、高尿酸血症、代谢综合征和肥胖等代谢相关性疾病的概率均高于健康人群。因此，银屑病患者应重视此类疾病，积极干预或治疗，平时更应限制高脂、高糖、高嘌呤类食物的摄入。

（5）为恢复皮肤屏障功能，患者应加强皮肤的保湿、滋润，给皮肤一段自我修复的时间。理想的外用皮肤屏障功能修复剂含有湿润剂、脂质及天然保湿因子，可恢复皮肤屏障功能，改善经皮水分丢失，提高银屑病治疗效果，降低复发率。

（6）纠正错误治疗行为及生活方式。不过度劳累、不熬夜、不久坐，保持心情愉快，舒缓压力，适当运动。人类在白天主要是劳动，以能量释放为主，夜晚是休息和睡眠，以利于能量合成和储备。有规律的睡眠对维护健康有很大益处。睡眠不足可以使人的注意力和记忆力下降，影响新陈代谢，加速衰老。因此提高睡眠质量是预防银屑病复发的关键。

（7）患者可以听音乐、看书报、研究琴棋书画、与亲朋好友外出旅游或参加聚会。通过这些健康的文体娱乐活动陶冶情操，修身养性。

（8）注意多饮水、保持大便通畅。每天饮 1.2~1.6L 清水，每天 1~2 次大便。一般来说，从进食至排便的时间不应超过 24~36 小时，否则肠道菌群不断分解肠道残留物，释放有害物质进入血液，因此银屑病患者应矫正便秘。

2. **沐浴注意事项** 洗澡前不饥饿或过饱，剧烈运动或大汗后不要立即洗澡。关节病型银屑病患者或老年患者可以在浴室放个凳子，采取坐式沐浴比较安全。条件允许时浸浴效果最好，如果没有条件淋浴一样可以起到清洁作用。洗澡水不宜太烫，水温 35～39℃，时间为 15～30 分钟。根据皮损的类型选择具体水温，寻常型进行期及红皮病型、脓疱型皮损，不宜接受过强刺激，水温宜低些；静止期皮损特别是明显增厚的斑块型皮损水温可高一些。洗澡应选用刺激性小的沐浴产品，最好具有滋润保湿作用的沐浴乳或香皂。洗澡过程中不应过度搔抓或使用浴巾搓擦皮损，更不要揭皮，以免继发皮肤感染或过度刺激皮损。洗澡后皮损部位用清洁的毛巾拍干或蘸干，而不是擦干。洗澡后必须立即应用滋润皮肤的油、脂等护肤品，最好在沐浴拍干后 3 分钟内涂润肤剂或银屑病外用药，防止皮肤干燥。护肤品的选择根据情况，一般白天用水包油的乳液，晚上用油包水的霜剂或软膏，后者的保湿效果要持久一些。贴身衣服要选择纯棉柔软的，最好洗涤后日晒晾干。

3. 运动问题　法国思想家伏尔泰曾说过"生命在于运动"。热爱运动的人往往精力旺盛，对生活充满了热情。那么，银屑病患者做适当运动自然也是极好的，既有利于身心健康也有利于银屑病皮损的改善。另有研究显示，大运动量还有利于降低银屑病的患病率。

我们大家都知道运动能增强体质，提高免疫力，使人体免受外界各种恶劣环境的侵袭。但是想不到的是，抵抗力提高了，链球菌感染的机会也就减少了，链球菌会引起感冒和上呼吸道感染，进而诱发或加重银屑病。把链球菌挡在外面，自然也就减少了一个诱发因素。

运动有助于促进新陈代谢，改善微循环，提高身体各方面的协调性，包括神经系统、内分泌系统、免疫系统，这些正是银屑病发病和加重的症结之一。运动过程中脑垂体会分泌内啡肽和多巴胺，这些神经递质会使患者在伸展筋骨的同时产生愉悦感，有助于缓解工作、生活巨大压力下造成的紧张焦虑感，增强战胜疾病的信心和勇气。

银屑病患者最适合户外运动了，原因可不只是新鲜的空气，而是紫外线。太阳光谱分为紫外线、红外线和可见光。太阳光对普通人来说会引发各种皮肤问题，但对银屑病患者来说却是一种免费的、天然的治疗手段，因此有人比喻疗养院、海滨浴场是银屑病患者的"人间乐园"。

适合银屑病患者的运动项目很多，比如游泳、太极拳、太极剑、体操、瑜伽跑步、步行等。如何把运动变为一种享受？那么选择适合的运动项目就很重要了。选择运动项目应该顾及性别、年龄、体质、家庭、收入和环境等，结合个人兴趣和爱好。大家可以多尝试，最后找到一两种自己喜欢的项目。偶尔运动一次简单，难就难在长期坚持，因此从数力到习惯的过程是必经之路。运动要达到什么程度呢？我们可以参考潘藩提出的运动出汗疗法。具体方法是秋末开始每日早、晚着厚衣（比平时稍穿暖些）跑步，不论室内外或原地使用健身器材或其他均可，使身体出汗维持半小时以上。经过长期跟踪观察，发现该疗法可使银屑病好转且长期不复发。需要注意的是，运动要劳逸结合，循序渐进。在运动时及运动后切忌出汗立即脱衣，谨防感冒及过量运动疲劳，致皮损加重。运动中要注意避免磕碰伤，以防同形反应的发生。对于冬季加重的银屑病患者要特别注意加强冬季锻炼，目的是改善冬季皮肤干燥，有利于皮损康复。

第六章　银屑病的西医治疗

一、治疗的原则与目标

1. 银屑病的治疗原则

（1）正规：银屑病的治疗方案是在各国指南和专家共识的基础上结合个体不同情况制定的，强调使用目前皮肤科学界公认的治疗药物和方法。所以，必须去正规医院接受专业医生的诊疗建议，由医生做出科学判断，在医生的指导下治疗及调整治疗方案。

（2）安全：药品具有治疗作用和不良反应两重性。银屑病不可过度治疗。很多患者为了追求短期疗效，治病急于求成，听信各种偏方，使用不合理药物或滥用药物，从而给自身造成更大的疾病负担甚至生命危险，银屑病的各种治疗方法均以安全为首要前提，不能追求近期疗效而忽视其严重不良反应。

（3）个体化：银屑病根据临床表现分为四种类型，最常见的寻常型银屑病又分为各种亚型，每种类型的治疗都有所差别。即使是同一类型的银屑病，由于病情严重程度不同，患者自身需求、对药物的耐受性、经济承受能力、既往治疗史等情况也不同，因而治疗也不同。在选择治疗方案时，要全面综合考虑并合理地制订治疗方案。

2. 银屑病的治疗目标　银屑病发病机制复杂，是在遗传基因与环境因素相互作用下发生的，遗传因素是"内因"，一个人的遗传基因来自于父母，先天获得，是无法更改的；环境因素是"外因"，是可以通过医患的努力积极控制的。因而银屑病可控，不可根治。许多银屑病患者经过长时间的治疗，都意识到了银屑病长期复发的特点。所以，银屑病的治疗目标是在银屑病发展期迅速控制病情，减慢皮损向全身发展的进程，稳定病情；稳定期减轻红斑、鳞屑、局部增厚等症状，消除皮损，同时要积极控制银屑病的诱发和加重因素，维持皮损的长期缓解，减少复发和延长复发间隔时间，减轻复发，保护其他器官和系统，最大限度地避免药物治疗的不良反应，提高患者生活质量。

二、药物治疗

银屑病一线药物包括甲氨蝶呤（MTX）、环孢素、维A酸类；二线药物包括硫唑嘌呤、羟基脲、来氟米特、麦考酚酯、糖皮质激素、抗生素。

1. 甲氨蝶呤（MTX）　主要用于红皮病型、关节病型、急性泛发性脓疱型银屑病及严重影响功能的手掌和足跖、广泛性斑块状银屑病。可以每周单次或分3次口服、肌内注射或静脉滴注，用药4~12周临床显效。起始剂量每周5~10mg；平均剂量每周10~15mg；随着皮损改善，逐渐减量，每4周减2.5mg；老年人初始剂量每周2.5~5mg（最大量不超过30mg）；剂量必须根据个体来决定；必须进行血液学监测，每周应用1次MTX，24小时后服用叶酸5mg，之后每日1次，在不影响疗效的情况下可降低其不良反应。

2. 环孢素　对银屑病有确切的疗效。主要用于其他传统治疗疗效不佳的患者。通常短期应用2~4个月，间隔一定时期可重复疗程，最长可持续应用1~2年。如严格遵照皮肤科的应用剂量[<5mg/（kg·d）]，是相对安全的。肾毒性是其主要的不良反应，因此要认真监测。严重银屑病患者在环孢素停止治疗后2个月左右可能复发。

3. 维A酸类药　阿维A最常用，首选治疗泛发性脓疱型银屑病、红皮病型银屑病、广泛性斑块状银屑病和掌跖脓疱病。这类药不会抑制免疫系统，对肝肾功能影响小，所以安全系数最高，疗效也比较确切，最常见的不良反应是干燥，比如用药后出现脸干、口唇干燥、身体皮肤干燥脱屑等现象，同时对血脂有一定的影响，长期使用要注意监测肝肾功能，服药期间应避免饮酒。儿童银屑病长期应用阿维A要注意监测骨质发育，育龄期女性在使用阿维A期间及停药2年内要采取严格避孕措施。

4. 糖皮质激素　一般不主张使用，仅用于红皮病型、关节病型及泛发性脓疱型银屑病且使用其他药无效者，并需采用联合治疗。

5. 抗生素　对伴有上呼吸道感染、咽炎、扁桃体炎者用青霉素、红霉素治疗。

6. 生物制剂　是最新的银屑病靶向治疗药物，是基于银屑病发病机制中细胞免疫的关键步骤而研发的具有靶位特异性的生物制剂。目前常用的有：依那西普（益赛普）、英夫利昔单抗（类克）、阿达木单抗、乌司奴单抗等。

对于传统治疗无效、有禁忌证或无法耐受的中重度银屑病患者可考虑接受生物制剂疗法。有较好的效果，使用方便，值得注意的是，生物制剂价格相对昂贵，其治疗银屑病长期的疗效和安全性需进一步观察。

三、外用药物治疗

外用药物是治疗银屑病的基本方法之一，具有直接作用于皮损，减轻炎症和细胞过度增生的优势。一般对于皮损小于体表面积3%的局限型银屑病，可单独采取外用药物治疗，配合使用保湿剂。银屑病国际治疗指南（目前公认的最权威、正确的治疗指导规范）推荐糖皮质激素（卤米松、莫米松、复方氟米松等）、维生素 D_3 衍生物（卡泊三醇、他卡西醇等）、维 A 酸类（全反式维 A 酸、他扎罗汀等）为银屑病外用首选的药物，推荐使用的其他药物包括角质促成剂和角质松解剂、焦油类、钙调神经酶抑制剂和中药制剂等，患者应注意在银屑病皮损快速进展期，也就是新皮损不断增多、面积扩大的时期，这个时期应使用温和无刺激性的外用药物，否则可能导致病情进一步加重；在皮损僵持阶段，也就是基本没有新的皮损出现时，可考虑使用作用较强的药物如糖皮质激素类软膏、卡泊三醇软膏等药物，用药时先小范围试用，皮肤没有出现刺激发红反应时逐渐增加药物浓度，同时加强润肤剂的应用，可减少局部刺激症状和药物用量。

四、物理治疗

银屑病的物理治疗主要是指紫外线（UV）光疗，其他物理治疗包括温泉浴、药浴和海水浴等方法。光疗就是紫外线的治疗，由于光疗所用的光是311nm 左右的紫外线，是阳光中的天然成分，因此不良反应比较少，是一种比较安全的疗法，被认为是银屑病的"绿色环保治疗"，能有效缓解银屑病的症状，减少其复发。早期使用光化学疗法（Psoralen UVA，PUVA）治疗银屑病，也就是口服或者外用补骨脂素类药物（光敏剂）后，进行适当剂量的全身或者病患部位的长波紫外线（UVA）照射，且照射时间较长，长期使用有潜在的致癌风险，现今很少应用。目前发现中波紫外线（UVB）由于比长波紫外线有更高的能量，可以通过单独照射治疗银屑病，而且对于银屑病治疗效果最好的紫外线波段在311nm 波长附近。所以窄谱中波紫外线（NB－UVB，波长311nm）成为全球应用最广泛的银屑病光疗方案，被推荐为银屑病光疗的一线选择。具体方法是：根据患者情况，选择一定的初始照射剂量，对病患部位或者全身进行紫外线照射，每周照射2~4次，治疗过程中逐渐增加照射剂量，一般经过10~20次的治疗，病情会明显好转，经过1~3个月的治疗，多数患者皮损可以消退或者全部清除，长期使用安全有效，缓解时间较长，是中重度斑块型银屑病治疗的中流砥柱，可单独使用，亦可与其他外用制剂或内服药联合应用。

五、心理治疗

银屑病是一种心身疾病，精神因素对银屑病有重大影响，精神紧张是银屑病发生和加重的促发因素，因此银屑病的心理治疗不容忽视。心理治疗通过心理咨询、心理疏导和行为治疗的方法，通过医务人员的言语、表情、姿势、态度和行为，或是通过相应的仪器及环境来改变患者的感觉、认识、情绪、性格、态度及行为，使患者增强信心，消除紧张，从而达到治疗疾病的目的。同时，心理治疗可采用个别治疗、集体治疗、家庭治疗和社会治疗的方式，也可采用生物反馈疗法和腹式呼吸训练。

六、不同类型银屑病的治疗

1. 斑块状银屑病　①轻度斑块状银屑病：可用维 A 酸类药物单独治疗；②中重度斑块状银屑病：患者需要使用系统治疗、光疗、联合其他外用药物治疗。外用糖皮质激素最广泛，且超强效的糖皮质激素疗效最好。维生素 D_3 衍生物临床起效比糖皮质激素慢，但不良反应相对较少。可使用序贯疗法，即分别使用糖皮质激素与维生素 D_3 衍生物联合使用，或使用复方制剂来提高疗效。

口服阿维 A 对斑块状银屑病有效，通常需与外用药联合，可加快起效时间，提倡从小剂量开始逐渐增加剂量，寻找最佳耐受量。

MTX 是目前治疗斑块状银屑病最经济有效的药物，但长期使用可导致肝脏纤维化及急性骨髓抑制。环孢素治疗斑块状银屑病的特点是起效快，一般用于短期诱导治疗。

2. 点滴状银屑病　积极治疗上呼吸道感染，减少心理压力，避免外伤（同形反应）。可选用弱效或中效糖皮质激素单独或与维生素 D_3 衍生物、润肤剂、UVB 联合应用。他卡西醇刺激性小，可用于治疗急性滴状银屑病。光疗在急性炎症期应慎重使用。由上呼吸道链球菌感染引起者可适当给予抗生素治疗，常用青霉素、头孢类抗生素、红霉素、阿奇霉素等。

某些严重的急性滴状银屑病或上述治疗方法无效的患者可考虑短期应用 MTX、环孢素、吗替麦考酚酯等免疫抑制剂。

3. 脓疱型银屑病

(1)限局性脓疱型银屑病：无论是掌跖脓疱病还是连续性肢端皮炎均首选外用药物治疗，一线用药包括强效糖皮质激素、维生素 D_3 生物和维 A 酸类药物。单独、联合或序贯应用。顽固或频繁复发的病例可用 NB－UVB 或 308nm 准分子光治疗。重症或顽固病例常需系统用药，首选阿维 A，效果不满意或不能耐受时，可选择 MTX、雷公藤、环孢素、吗替麦考酚酯等。

(2)泛发性脓疱型银屑病：大多需要系统治疗。阿维 A、MTX、环孢素是一线药物，可根据患者的病情和个体情况进行选择。

4. 红皮病型银屑病　房间、衣物清洁消毒。用低刺激或无刺激保护剂，如凡士林外涂；1∶8000 高锰酸钾溶液或淀粉泡浴。环孢素和英夫利西单抗治疗红皮病性银屑病起效迅速，阿维 A 和 MTX 起效较慢，均作为目前治疗本病的一线用药。有时可联合用药。一般不主张系统应用糖皮质激素，若患者中毒症状重、危及生命时，可谨慎使用。

5. 关节病型银屑病　治疗药物包括非甾体抗炎药、改善病情的抗风湿药、糖皮质激素及生物制剂。非甾体抗炎药适用于轻度活动性关节炎患者，但对皮损和关节破坏无效。抗风湿药起效较慢，虽不具备明显的止痛和抗炎作用，但可控制病情恶化及延缓关节组织的破坏，多用于中重度病例。生物制剂具有很好的临床疗效，并能阻止此病的影像学发展。雷公藤具有抗炎止痛及免疫抑制双重效应，对缓解关节肿痛有效。白芍总苷多年米治疗类风湿关节炎，能减轻关节炎症状。

6. 特殊部位银屑病的治疗

(1)头皮银屑病：①轻度：嘱患者避免搔抓，局部使用中效糖皮质激素或者维生素 D_3 衍生物，或两者配合使用；②较厚头皮鳞屑：开始可选用水杨酸制剂、煤焦油洗剂或植物油、矿物油封包过夜去掉鳞屑，然后短期间歇使用糖皮质激素制剂，或者使用糖皮质激素与维生素 D_3 衍生物的复合制剂。

(2)甲银屑病：常用超强效糖皮质激素或维生素 D_3 衍生物作局部封包治疗。对甲母质银屑病(如甲凹点和甲纵嵴)，仅外用治疗甲皱襞部的皮损就可能治愈甲损害。对于甲床病变(如甲剥离)，先剪去甲板或外用高浓度的尿素软膏封包 1 周左右(涂药前用胶布保护甲周皮肤)，使甲板软化、脱落，再局部外用糖皮质激素或维生素 D_3 衍生物。他扎罗汀对甲剥离和甲凹点疗效较好，对甲凹点和甲剥离的患者，先外用1%甲氧沙林溶液于末端指部，再照射UVA，每周2~3次，有一定疗效。

（3）外阴部银屑病：应选用弱效、中效或软性激素。钙调磷酸酶抑制剂对黏膜部位的银屑病有效。黏膜部位一般不能耐受维生素 D_3 衍生物，避免使用刺激性的制剂，如地蒽酚或维A酸类。

7. 特殊人群银屑病的治疗

（1）儿童银屑病：①轻症患儿：常规应用润肤剂，外用弱效糖皮质激素治疗可以减少红斑和脱屑，尤其适用于瘙痒症状为主的患儿。煤焦油是常用治疗儿童银屑病有效的药物，卡泊三醇用于儿童评价良好。窄谱UVB治疗儿童银屑病疗效肯定，致癌可能性较小，但应注意PUVA治疗不适宜于小儿。②脓疱性、红皮病性、关节病性或其他治疗方法无效的患儿：可用维A酸类、MTX和环孢素，但必须进行长期监测。

（2）孕妇银屑病：在孕前尽量使病情平稳或缓解，有利于平稳渡过孕期。润肤剂、局部糖皮质激素及地蒽酚被认为对孕妇安全。UVB是继环孢素后的一种安全的二线治疗。UVB的有效性在孕妇中并无单独评估，但是对银屑病患者的随机对照试验表明，其在65%的人群中有效。有数据表明，依那西普和英夫利西单抗对胎儿无影响，建议慎重选用。

（3）哺乳期银屑病：哺乳期妇女的一线治疗局限于润肤剂，适当局部外用糖皮质激素及地蒽酚。局部治疗应该在哺乳后使用。维A酸类、MTX、环孢素、生物治疗及PUVA在哺乳期妇女都是相对禁忌的。最安全的二线治疗是UVB。

第七章　银屑病治疗研究进展

一、银屑病中医内治法研究进展

1. 辨证分型论治　钟金宝等从血辨证口服中药寻常型银屑病 96 例，分为血热型、血燥型、血瘀型，血热型：水牛角、丹参、芍药、紫草、生地黄、白茅根、牡丹皮、大青叶、板蓝根；血燥型：川芎、当归、莪术、金粟兰、生地黄、赤芍、紫草、乌梅、土茯苓、甘草；血瘀型：桃仁、红花、莪术、三棱、丹参、土茯苓、鸡血藤、紫草、白花蛇舌草。以上方剂均制成免煎颗粒制剂冲服，每日 1 剂，分早晚 2 次温水冲服。对照组则使用中成药迪银片，5 片/次，3 次/日。观察组及对照组均用药 2 个月后进行疗效判定。结果：观察组 96 例总有效率 90.62%(痊愈患者 58 例，显效 20 例，有效 9 例，无效 9 例)；对照组 32 例总有效率 65.62%(痊愈 9 例，显效 7 例，有效 5 例，无效 11 例)。经统计学处理后提示观察组疗效优于对照组，且不良反应较少、较轻。范叔弟等从病位论证该病，认为病位在皮毛，病根在肺，分型论治：风热犯肺选用加味银翘散：金银花、连翘、桑叶、牛蒡子、北豆根、薄荷、黄芩、白鲜皮、紫草、牡丹皮、全蝎、蝉蜕。风寒袭肺选用麻黄汤加味：麻黄、桂枝、当归、荆芥、川芎、红花等。热毒壅肺选用为五味消毒饮合桑白皮汤加减：桑白皮、黄芩、金银花、紫花地丁、蒲公英、黄连、栀子、山豆根、赤芍、牡丹皮、紫草、槐米等。以宣肺利气、活血化瘀。气郁伤肺证则用自拟银五号方：桃仁、红花、威灵仙、莪术、麦门冬、土鳖虫、川楝子、桂枝、山慈姑。治疗效果均较好。林锐辉等从心论治该病，采用自拟方治疗，药用：牡丹皮、土茯苓、丹参、槐花、石菖蒲、龙骨、白花蛇舌草、灯芯草、桂枝、苦参、甘草。根据中医辨证指导药物加减：心火亢盛加生地黄、淡竹叶，心阴不足及血虚风燥为主证的患者加熟地黄、当归，心气不足且内有瘀热的患者加制附子、肉桂。治疗结果显示总有效率 71.4%。李咏梅等认为该病分为肝火血热证、肝郁血瘀证、心肝火炽证、肝胆湿热证。其中肝火血热证（进行期）335例，方药：丹栀逍遥散、犀角地黄汤、黄连解毒汤加减：牡丹皮、赤芍、生地、柴胡、黄芩、黄连、水牛角、板蓝根、白茅根、白花舌蛇草、香附，有效率达97.01%；肝郁血瘀证（稳定期）115例，方药：逍遥散、桃红四物汤、丹参饮加减，药物：柴胡、当归、赤白芍、生熟地、桃仁泥、杜红花、丹参、莪术、虎杖、板蓝根、土茯苓，有效率93.04%；心肝火炽证25例，方选清瘟败毒饮加减，药物：羚羊角、鲜生地、赤芍、牡丹皮、黄芩、黄连、板蓝根、生石膏、金银花、连翘、蒲公英，有效率88%；肝胆湿热证20例，方选犀角地黄汤、清营汤、龙胆泻肝汤加减，药物：水牛角、牡丹皮、生地黄、金银花、赤芍、连翘、元参、龙胆草、蒲公英、黄芪、黄连、车前草。总有效率90%。陈昆等认为此病可分为血热毒盛、湿热毒盛、痰毒盛、瘀毒盛。血热毒盛者，选用荆芩汤加减，药物：昆明山海棠、炒黄芩、荆芥、牡丹皮、玄参、生地、板蓝根、赤芍、土茯苓。湿热毒盛者，选用四妙散加减，药物：昆明山海棠、薏苡仁、苍术、土牛膝、黄柏、牡丹皮、土茯苓、赤芍、川木通、车前子。痰毒盛者，选方用三仁合二陈汤加减，常用药物：昆明山海棠、薏苡仁、杏仁、陈皮、冬瓜仁、牡丹皮、法半夏、茯苓、牛蒡子、赤芍；瘀毒盛者，选用补阳还五汤加减，药物：昆明山海棠、川芎、生黄芪、赤芍、当归、红花、牡丹皮、桃仁、莪术、赤芍、丹参。结果：两例患者第三次复诊后皮损基本消退，且无新发皮损，后长期随诊过程中未诉复发。刘巧等从热毒及血毒论治该病，认为银屑病的顽固难愈及易复发与此病因有关，并辨证分型为热毒、风毒、血毒、湿毒四种证型，应用自制中成药：清热毒胶囊、清血毒胶囊治疗银屑病患者共100例，热毒型42例选用清热毒胶囊，总有效率73.81%，血毒型58例选用清血毒胶囊，总有效率82.76%，对照组30例选用郁金银屑片，总有效率30%，观察治疗后结果提示治疗组疗效明显优于对照组。且此后1年随访过程中观察复发率：治疗组复发率明显低于对照组。鲁延富等认为将银屑病分5证，即血热内蕴证，方用犀角地黄汤（将犀角改服羚羊角粉）加减，药物：羚羊角、牡丹皮、生地黄、白芍等；血虚风燥证使用当归饮子加减，药物：当归、白芍、川芎、生地黄、防风、荆芥、甘草、黄芪、白蒺藜、制首乌等；血气瘀滞证，方用桃红四物汤加减，药物：桃仁、红花、当归、生地、白芍、川芎等；湿毒蕴阻证，方用萆薢渗湿汤加减，药物：萆薢、赤茯苓、薏苡仁、牡丹皮、滑石、川黄柏、泽泻、通草等；火毒炽盛证选用清瘟败毒饮加减：石膏、羚羊角、知母、玄参、生地黄、白芍、牡丹皮、连翘、黄芩、山栀子、桔梗、黄连、甘草、淡竹叶等。疗效较好。

2. 单方治疗　孙少馨使用消银解毒颗粒治疗银屑病,组成:水牛角15g,生地15g,牡丹皮10g,赤芍10g,拳参15g,忍冬藤20g,白鲜皮10g,生甘草6g等。对照组口服消银颗粒(陕西康惠制药股份有限公司生产),结论:应用"消银解毒颗粒"治疗寻常型进行期、静止期银屑病病有效率为85%,愈显率42.6%,痊愈率20%;对照组"消银颗粒"有效率为82.1%,愈显率43.6%,痊愈率15.4%。其中治疗组痊愈8人,显效9人,有效17人,无效6人;对照组痊愈6人,显效11人,有效15人,无效7人。两组有效率比较无统计学差异;两组愈显率无统计学差异;两组痊愈率无统计学差异。王煜明使用祛银颗粒治疗血热证银屑病,药物组成:蛇毒10g,白英15g,土茯苓15g,白花蛇舌草15g,生地15g,牡丹皮8g,赤芍8g,紫草8g等。结果:治疗组痊愈1例(5%),显效14例(35%),有效18例(45%),无效7例(15%),总有效率40%;对照组痊愈0例,显效8例,有效10例(33%),无效12例(40%),总有效率27%;对照组使用消银片治疗,两组总有效率经 Mann – Whitney 检验无显著性差异($P > 0.05$),两组总体疗效经 Mann – Whitney 检验比较无显著性差异($P > 0.05$),说明祛银颗粒与消银片总体疗效相当。史志欢应用自拟方"凉血解毒饮"治疗银屑病血热证,药物:土茯苓、生槐花、忍冬藤、白鲜皮、白花蛇舌草、威灵仙、紫丹参、六月雪、山豆根、生甘草。结果:根据银屑病皮损面积及严重程度指数(PASI)评分,患者经过4次治疗后,患者皮疹基本痊愈,症状缓解则认定为临床治愈。徐蓉等使用加味芩珠凉血方治疗血热证:水牛角、赤芍、生地黄、黄芩、牡丹皮、珍珠母、紫草、生甘草、生牡蛎等。经口服中药治疗后三组病情积分较治疗前均有明显降低($P < 0.05$),辨证加减组愈总有效率明显优于复方青黛组($P < 0.05$),固定方组的总有效率与复方青黛胶囊组相当,但愈显率优于复方青黛胶囊组($P < 0.05$)。夏梦等研究证实:自拟消银解毒饮方可通过抑制角质细胞的活化与增生而有效地治疗血热型银屑病,对 TNF – α 有免疫调节作用。李福伦等使用随机分配的方法将58例中医辨证为血热型的银屑病患者分为芩珠凉血合剂组(治疗组)与西药对照组,中药方剂药物组成为灵磁石30g,生牡蛎30g,珍珠母25g,紫草9g,黄芩9g,生薏苡仁10g,徐长卿9g,防风9g,生甘草6g;西药选用复方氨肽素。分别治疗4周,结果:治疗组与对照组总有效率分别为83.33%、

64.28%，差异有统计学意义（$P < 0.05$）。

3. 中成药治疗　王萍等使用大黄䗪虫胶囊4粒，2次1日口服银屑病68例，1个疗程为连续服药6周，用药12周（2个疗程）后，观察结果：68例患者痊愈50例，显效12例，无效6例，总有效率为91.8%。林儒斌等选用龙血竭胶囊治疗寻常型银屑病60例，对照组使用迪维胶囊。两组连续服药6周后治疗组总有效率89%，对照组总有效率68%，差异有统计学意义。

二、血热型银屑病中医外治法研究进展

血热型银屑病的治疗中，中医外治法具有独特的优势，大量研究表明针灸治疗银屑病可以延长复发时间，降低复发率。外治法以直接减轻患者自觉症状，促进皮疹消退，具有"直达病位，快速奏效"的特点。中药外治银屑病的方法相对比较安全。目前治疗血热型银屑病的中医外治法有许多种。

1. 中药外涂法　徐佳等采用随机方法将93例患者分为芩柏软膏组、细化芩柏软膏组和对照组（白凡士林组），3组均口服凉血活血汤，并分别采用芩柏软膏、细化芩柏软膏及白凡士林外涂患处治疗8周，结果显示在改善鳞屑、浸润、瘙痒方面其疗效优于白凡士林（$P < 0.05$），而在改善浸润、红斑、瘙痒的时间方面，尤其在瘙痒改善时间上，也得到显著疗效。

2. 中药药浴法　官昌斌等根据银屑病患者病情的分期采取不同的中药药浴进行疗效观察记录，结果进展期患者总有效率62.5%，静止期患者总有效率68.6%，证明采用中药药浴对血热型银屑病具有较好的临床疗效。

3. 穴位埋线法　井辉明和孙秀萍采用大杼、风门、膈俞、脾俞、肾俞穴位埋线配合凉血地黄汤治疗血热型（进行期）银屑病，结果显示总有效率为94.6%，表明穴位埋线配合凉血地黄汤治疗血热型银屑病可达到清热凉血、调理脏腑的功效。荆鲁华等运用中药浸泡过的羊肠线进行穴位埋线治疗，将117例寻常型银屑病患者分成联合组（52例）及对照组（65例），结果治疗2个月后，联合治疗组有效率94.23%，对照组81.54%。治疗4个月后，联合治疗组有效率为98.08%，对照组84.62%，以凉血解毒治疗血热型银屑病，结果表示治愈率高，复发率低。

4. 针刺疗法　介思和岳朝驰治疗血热型银屑病，以"火郁发之"为指导思想，局部皮损处以皮肤针扣刺加贴棉灸，利用灸热不断渗入，使腠理得开，毛孔畅通，以改善微循环，提高体表免疫力的同时也予邪出路；取膈俞、肝俞、肺俞、心俞、肾俞针刺，以宣肺宁神、疏肝补肾。将80例患者随机分成2

组，对照组 40 例予以口服复方青黛胶囊和外搽白软膏，治疗组 40 例予以针刺背俞穴和皮损局部贴棉灸治疗。2 周为 1 个疗程，4 个疗程后治疗组有效率为 82.05%，对照组有效率为 77.50%，治疗组疗效优于对照组，表明针刺背俞穴结合局部贴棉灸治疗血热型(进行期)银屑病安全有效。

5. 刺络拔罐法　尹改珍和郑丽娟使用铍针刺络放血加拔罐疗法治疗银屑病之火毒，将 72 例患者随机分为 2 组，治疗组铍针刺络放血加拔罐疗法治疗，选大椎、肺俞、肠俞、肝俞、心俞、脾俞等穴，对照组口服阿维 A 胶囊。结果治疗 4 周后，2 组疗效比较差异有统计学意义($P < 0.05$)。故此法操作方便，疗效确切。

6. 拔火罐加电针　秦秀好取大椎、胸道、双侧肝俞、脾俞，接通电疗仪，双侧合谷、曲池、足三里、三阴交、承扶、殷门等穴位交替针刺，头部皮损配合百会、后顶等穴位针刺，结果显示总有效率为 96%，提示拔罐及电疗同时治疗血热型银屑病，有通经活络、清热解表、活血化瘀之功。

7. 穴位注射法　修猛刚和王大芬运用穴位注射治疗血热型(进行期)银屑病，将患者自身静脉血适量注入大椎、内关、血海等穴，隔日 1 次，10 次 1 个疗程，3 个疗程后，皮疹、瘙痒症状完全消失，仅留有色素减退斑或色素沉着，总有效率为 100%，效果满意。

8. 耳穴

(1)耳穴贴压法。李绍芬等取耳穴：神门、内分泌、皮质下等，每次贴 1 只耳朵，贴 3 ~ 5 个腧穴，可根据病情进行调整，3 ~ 5 天(夏季 2 ~ 3 天)换另 1 只耳朵。适用于各型银屑病。李上云在耳郭上选有祛风止痒、通经活络、健脾益肾的穴位或病理反应穴，贴压王不留行治疗各型银屑病。

(2)耳针割治法。刘玉萍和任宇丁采用镵针耳背割治法治疗血热型银屑病，选肾俞、肝俞，配以血海、风池等穴，手法以泻为主，以疏风清热、滋阴养血、调和营卫，治疗后有效率为 83.3%。杨欢等将 61 例血热型银屑病患者随机分为治疗组 31 例和对照组 30 例，治疗组采用耳背割治加中药内服，对照组采用单纯中药内服。治疗 2 个疗程后，治疗组较对照组严重程度指数评分有所下降($P < 0.05$)。

9. 灌肠疗法　王娟用中药灌肠治疗 60 例银屑病患者，方药为黄芩、黄连、黄柏、青黛、山豆根、紫草、大黄、蒲黄、生槐花、当归，加金银花、连翘，中药灌肠隔日 1 次，10 次为 1 个疗程。间隔 5 天后，继续第 2 个疗程。结果显示 32 例痊愈，占 53.3%；显效 15 例，占 25%；有效 12 例，占 20%；无效 1 例，占 1.7%，经观察总有效率 98.3%，治疗血热型银屑病得到较满意疗效。

10. 脐封法 李上云在脐部填入中药膏剂，外敷纱布，胶布固定，保持数小时，治疗血热型银屑病，以祛风止痒，对银屑病瘙痒明显的症状有明显缓解作用。

11. 中药药浴法 孙姝等用中药药浴治疗血热型银屑病，采用随机方法将患者分成 2 组，治疗组采用中药生大黄、黄柏、虎杖、苦参、蛇床子、白芷、野菊花、蒲公英、千里光、石菖蒲、红花、薄荷、芒硝、枯矾，对照组外涂 0.01% 蒽林软膏，结果提示治疗组疗效优于对照组，且复发率降低。

三、寻常型银屑病针灸治疗的研究进展

针灸治疗银屑病具有简、便、廉、效的优势，在临床上广泛应用，有学者对其研究情况作如下综述。

1. 毫针针刺 毫针针刺属微通之法，现代研究认为针刺治疗银屑病可降低炎症过程中血管的通透性，减少炎性物质的浸润。介思等采用补肝益肾、活血行气法治疗 40 例银屑病静止期患者，取肺俞、心俞、膈俞、肝俞、肾俞直刺，其中肺俞用泻法，肾俞用补法，余穴平补平泻；配合局部皮损处围刺，留针 30 分钟，3 次/周，临床总有效率达 90%。韦福巧等运用活血化瘀法治疗血瘀型斑块型银屑病，方法为皮损局部围刺配合口服血府逐瘀汤，治疗 8 周后，治疗组愈显率（74.07%）明显高于对照组（57.14%），差异有统计学意义。

2. 针刺结合艾灸 针刺加艾灸属于温通之法，既能行气血，又能温阳。血瘀型银屑病皮损处往往气血瘀滞不畅，湿、毒、瘀聚结，在行气的基础上予以温通，则湿去、毒清、瘀散。WU 等、李立红等、吴家萍等、鲍志渊采用温补肾阳、调气和血之法选择肝俞、肾俞、肺俞、脾俞、膈俞等穴针刺，并在肾俞及皮损局部艾灸（以雀啄灸为主）3 分钟/次，治疗 12 周后发现观察组疗效明显优于对照组。

3. 火针疗法 火针者，《素问》称之为燔针，火针疗法属于温通之法，瘀血得温则宣流。银屑病多为热毒瘀结之证，而火针又为热性，采用火针治疗银屑病正如《理瀹骈文》言："热证可以用热者，一则得热则行也，一则以热能引热。使热外出也，即从治之法也。"洪勇、黄蜀等采用活血通络、以热引热法给予斑块型银屑病患者皮损局部火针点刺治疗，火针操作要领为：在酒

精灯上将火针针尖烧红至发白，快速垂直进针，迅速出针，点刺间距 0.5 ~ 1cm 深度依据皮损厚薄、血管深浅而定，由皮损外缘向中心点刺。结果：治疗组复发率明显低于对照组，两组相比较有统计学差异。近年来采用活血解毒法治疗斑块型银屑病的研究较多，王娟、潘胡丹、崔颖采用火针联合活血解毒汤治疗银屑病，结果观察组和对照组之间总有效率无差异，但在中医证候改善方面，观察组优于对照组。张辰以清热凉血为治法，运用火针结合复方甘草酸苷片及自拟方治疗血热型银屑病，结果发现治疗组总有效率优于对照组，而且治疗组 VEGF、T 淋巴细胞亚群水平均降低。现代临床也有将火针联合激光治疗银屑病的报道，同样也肯定了火针的疗效。

4. 刺络放血疗法　《针灸节要》记载："络刺者，刺小络之血脉也。"刺络放血疗法，属于强通之法，古多用治痈疡脓血，该法具有祛瘀生新之效。冯罡对 49 例寻常型银屑病患者采用四缝穴点刺放血疗法治疗，双侧穴位交替使用，每次选一侧 4 穴，3 天治疗 1 次，10 次为 1 个疗程，疗程间隔 1 周，治疗 3 个疗程后，总有效率为 95.9%。成路燕在 30 例静止期斑块型银屑病患者斑块处点刺放血以祛瘀，治疗 1 个月后，治疗组临床疗效优于对照组。张颜等以泻热解毒、养血活血、温经散寒等治法为指导，对血燥证患者采用红斑刺络放血以养血润燥、对血瘀者以局部火针点刺祛瘀除滞，结果治疗组有效为 77 例，对照组（仅用他扎罗汀乳膏）为 69 例，两组相比具有统计学差异。

5. 耳穴疗法　《灵枢》曰："耳者，宗脉之所聚也。"耳穴对机体具有整体调节的功效，现代研究发现，耳穴能通过调节神经体液、调节免疫、减轻炎症反应来发挥治疗各种疾病的作用。银屑病属于免疫介导的炎症性皮肤病，耳穴对其治疗作用可能是以调节免疫为落脚点。杨佃会等认为，耳穴疗法具有通经活络、祛风止痒、行气活血之功，耳穴取神门、内分泌、交感、皮质下具有良好的镇静止痒、抗过敏之功，在其一项耳穴综合疗法治疗稳定期银屑病的研究中发现，耳综疗法与窄谱中波紫外线疗效相当，值得推广。杨欢等、崔炳南等以清热凉血解毒法为治则，对血热型银屑病患者进行耳背割治，割治点为耳背与中耳之间，结果证明耳背割治能有效降低 PASI 分值。Qing 等对 116 例寻常型银屑病患者采取耳背刺络放血、耳穴按压及耳穴埋线综合疗法，对照组口服迪银片，治疗 6 周后，各组 PASI 评分均较治疗前明显下降。项瑜研究认为刺激耳穴能疏通经络，调节气血，在一项采用耳穴疗法叠加得肤宝治疗银屑病的双中心随机对照临床试验中，试验组的总有效率、复发率均明显优于对照组。

6. 走罐疗法　是通过罐内负压对局部皮肤起到调节气血作用的疗法。杨星兴等认为走罐具有行气活血、祛瘀通脉、扶正祛邪等作用，其在对 50 例患者进行走罐治疗的研究中，痊愈 18 例，显效 26 例，而对照组仅痊愈 9 例，显效 24 例。史兰辉等、孙少馨等、施丽丽、龚丽萍等秉开腠理、去瘀毒之法，对 30 例斑块型银屑病患者皮损处行游走罐治疗，结果：治疗组总有效率优于对照组。刘艳兵采用局部走罐配合活血化瘀法治疗 36 例血瘀证银屑病患者，治疗 8 周后，治疗组总有效率 87.5%，对照组总有效率 76.67%，两组疗效比较，差异有统计学意义。何斌采用走罐结合口服雷公藤多甙调节免疫治疗银屑病，治疗 6 个月后随访，治疗组复发率为 27.27%，对照组（单用雷公藤多甙）复发率为 71.88%，两组相比，差异具有显著的统计学差异。程磊等用清热解毒、活血化瘀中药配合走罐治疗 32 例银屑病患者，结果试验组有效率、复发率均明显优于对照组。

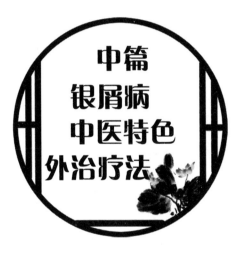

中篇
银屑病
中医特色
外治疗法

第八章　中药药浴疗法

一、定义

中药药浴疗法是指按照中医辨证施治的原则，根据皮损进行辨证论治开具处方，并将药液或含有药液水盛于器皿内，浸泡身体的某些部位或全身。利用水温本身对皮肤、经络、穴位的刺激和药物的透皮吸收，达到治疗疾病的一种中医外治疗法。元代齐德之《外科精义·渍疮肿法》说："夫渍疮肿之法，宣通行表，发散邪气，使疮内消也。盖汤水有荡涤之功。古人有论：疮肿初生，经一二日不褪，即须用汤水淋射之；其在四肢者渍之，其在腰腹背者淋射之，其在下部委曲者浴渍之。此谓疏导腠理，通调血脉，使无凝滞也。"是对药浴机制较早的分析认识。

二、功效

1. 药液的温热作用是使毛孔开放，促进药物的穿透、扩散，利于药物的吸收。

2. 根据患者病情辨证用药，中药药浴还可起到清热解毒、消肿散结、活血化瘀的作用。

三、适应证

各型银屑病均可适用。

四、操作步骤

1. 治疗前

（1）选择宽敞明亮、空气流通、室温适宜的房间作为药浴室，关闭门窗，注意患者保暖。

（2）备齐用物：药液（根据患者皮损情况，辨证用药），木桶、温度计等。

（3）嘱患者自备毛巾、拖鞋、换洗衣物等。

2. 治疗中

（1）核对医嘱，并向患者讲解中药药浴疗法的作用，取得患者的积极配合，并将患者带入药浴室。

（2）将配制好的中药液倒入木桶内，测量药液温度，药液达到合适温度时（39～42℃），嘱患者进行药浴。

（3）对于初次使用中药药浴治疗的患者，应给予患者皮损处中药湿敷，如无过敏反应，再行局部治疗。

3. 治疗后

（1）每次药浴时间以 30 分钟为宜，药浴完毕后，协助患者清洁周身，更换衣物。

（2）药浴治疗后需休息 20 分钟，未出现其他症状方可离开。避免患者外出受风。

（3）整理用物并做好记录。

五、注意事项

1. 药液温度以 39～42℃为宜。药浴频率以每日 1 次或隔日 1 次为宜。每次药浴时间以 30 分钟为宜。

2. 严格掌握患者药物过敏史，避免使用过敏药物。若湿敷部位出现苍白、红斑、水疱或者痒痛等症状时，应当立即停止治疗，并对症处理。

3. 所用物品需清洁消毒，每人一份，避免交叉感染。

4. 若在药浴过后，出现药液着色，数日后可自行消退，及时向患者说明情况，以减轻患者心理负担。

六、禁忌证

1. 心脏功能不良者慎用。

2. 有严重哮喘病者应避免使用，或遵医嘱。

3. 皮肤有较大面积创口时应慎用。

4. 孕妇及女士月经期间避免使用。

5. 皮肤对药浴药液过敏者禁用。

第九章 中药湿敷疗法

一、定义

中药湿敷疗法又称塌渍疗法，是用纱布浸湿药液敷于患处以治疗疾病的一种外治法。

二、功效

1. 覆盖的湿敷敷料可软化痂皮，吸收各种分泌物，隔绝外界刺激，因而有保护及清洁的作用。

2. 湿敷可使表皮角质层膨胀，有利于药物透入皮肤，有助于药效发挥。

3. 根据患者病情辨证用药，中药湿敷还可起到抑制渗出、收敛止痒、消肿止痛等作用。

三、适应证

1. 患者皮损局限者。

2. 孕妇、月经期银屑病患者。

3. 银屑病患者伴有严重内科疾病，如高血压、冠心病等不适合中药药浴者。

四、操作步骤

1. 治疗前

（1）备齐用物：治疗车，弯盘，治疗碗，一次性中单，镊子，敷料（6～8层无菌纱布），药液（根据患者皮损情况，辨证用药），温度计等。

（2）关闭门窗，避免患者受风。

（3）嘱患者清洁局部皮肤，铺垫一次性中单，嘱患者取合适体位。

2. 治疗中

（1）将所需物品移至床旁，核对医嘱，并向患者讲解湿敷法的作用，取得患者的积极配合。

（2）将配制好的中药液倒入治疗碗内，测量药液温度，药液达到合适温度时（24～28℃），浸入大小适宜的敷布，使其完全浸透药液。

（3）使用无菌镊子将敷料拧至不滴药液，展开敷布并将其敷于患处，紧贴患者皮损。

（4）对于初次使用湿敷治疗的患者，在治疗5分钟时应询问患者有无不适，如有对药液过敏者，应当立即停止湿敷，并对症处理。

（5）每敷约5分钟后，将敷料取下，重新放入药液，浸湿后使用无菌镊子拧至不滴药液再次敷于患处（或者使用注射器将药液喷淋于敷布之上），以保持敷布湿度及温度。

3. 治疗后

（1）每次湿敷时间以30分钟为宜，操作完毕后，应立即将湿敷布取下，用纱布或毛巾清洁患者局部皮肤。

（2）协助患者整理衣物，整理床单位。

（3）整理用物并做好记录。

五、注意事项

1. 充分暴露局部皮肤，注意保暖，防止着凉。

2. 湿敷敷料以6～8层纱布为宜，药液温度以室温（24～28℃）为宜。湿敷频率以1～2次/日为宜。每次湿敷时间以30分钟为宜。

3. 湿敷时应将湿敷敷料拧至不滴药液为度，以防药液漫流。

4. 严格掌握患者药物过敏史，避免使用患者过敏药物。治疗过程中应当时刻观察患者局部皮肤情况及患者反应，尽力避免意外发生，若湿敷部位出现苍白、红斑、水疱或者痒痛等症状时，应当立即停止治疗，并对症处理。

5. 应当用镊子将敷料的多余药液拧掉，不可直接用手接触药液，以免污染药液。

6. 所用物品需清洁消毒，每人一份，避免交叉感染。

7. 若在湿敷过后，湿敷部位出现药液着色，数日后可自行消退，及时向患者说明情况，以减轻患者心理负担。

六、禁忌证

皮肤对湿敷药液过敏者禁用。

第十章　中药封包疗法

一、定义

中药封包，是指在皮损处涂抹外用药物后用敷料和塑料薄膜(多用保鲜膜)进行密封包扎，以增加药物对局部皮肤的渗透，延长作用时间，从而起到比单纯涂抹更好的治疗效果。

二、功效

消肿止痛、清热解毒、软坚散结。

三、适应证

寻常型银屑病的各种皮损均可适用。

四、操作步骤

1. 治疗前

(1)告知患者中药封包的作用及注意事项，询问患者有无塑料薄膜过敏史。

(2)评估皮损局部是否适合此疗法，如皮损处有感染，如糜烂、渗出者，严禁使用该方法。

2. 治疗中

(1)药膏涂抹的厚薄要均匀，大面积用药时，遵循从远端至近端，从对侧至近侧的原则，防止交叉感染。

(2)保鲜膜的大小要适宜，一般以超过皮损边缘 2cm 为宜，封包时尽量将保鲜膜下的空气排净，使保鲜膜与皮损及药物充分接触，以保证疗效。

(3)封包松紧度要适宜，封包时间不可过长，一般以 2 小时为宜。

3. 治疗后　观察封包后的局部皮肤，若出现红斑、丘疹、瘙痒、渗出、水疱等过敏现象时，立即停止使用，通知医生配合处理。

五、注意事项

1. 封包时间不可过长，以 1～4 小时为宜，特别是夏季，如有不良反应，马上解除封包。

2. 操作时尽量将薄膜内部空气排净，以便让薄膜与皮损及药物充分接触，保证疗效。

六、禁忌证

1. 皮损处有感染，如糜烂、渗出者禁用。

2. 皮肤水肿，感觉异常，传染性皮肤病禁用。

第十一章　中药熏蒸

一、定义

中药熏蒸疗法，是以中医理论为指导，应用经过辨证论治组方的中药煎煮后所产生的药蒸气，通过熏蒸机体达到治疗目的，集合中药的性味功效及热效应于一体的综合中医特色疗法。

二、功效

通过经络系统的调节而达到纠正脏腑、阴阳、气血的偏盛偏衰，起到疏通经络、清热解毒、活血散结的作用。

三、适应证

银屑病皮损呈粗糙、肥厚、浸润均可适用。

四、操作步骤

1. 操作前　物品准备：中药液、毛巾、一次性中单。

2. 操作中

（1）将准备好的中药液倒入熏蒸机加热锅内。

（2）接通电源，打开总开关，根据要求在控制面板上设定各参数。

（3）当听到电脑语音提示舱内温度适宜后（39～42℃），脱去外衣，患者进入治疗熏蒸舱，合上治疗舱盖，头部暴露于治疗舱外，颈部用毛巾围裹，以防气雾外漏，在平卧位下接受治疗。

（4）舱内温度应自动控制在45℃左右，治疗时间不宜超过30分钟。在治疗中，温度和时间可根据患者的体质及耐受程度而定。

3. 操作后

（1）治疗完毕后走出熏蒸舱，及时擦干身体上残留的药液，更换衣服，并饮用约300ml温开水。

（2）每次熏蒸治疗完毕后，均应按"消毒键"对治疗舱内腔进行喷淋消毒（一般常规用1∶100的84消毒液），再用清水和纱布擦去消毒液残留。

（3）整理用物，物归原处。

（4）隔日1次，每次20～30分钟，以7天为1个疗程，病情较重者可酌情增加熏蒸次数。

五、注意事项

1. 治疗过程中注意防止烫伤，各种用具牢固稳妥，热源应当合理，药不应接触皮肤。

2. 熏蒸时间不宜过长，温度不宜过高，如有头晕、心慌、胸闷等不适，应停止熏蒸，及时卧床休息。对初次使用者，在治疗时间和温度上应循序渐进。

3. 熏蒸浴具要注意消毒。

4. 治疗期间对辛辣、油腻、甘甜等食物摄入应适当控制。

5. 治疗期间，停用各种全身性护肤品。

六、禁忌证

1. 皮肤对熏蒸药液过敏者禁用。

2. 皮肤有严重感染或有糜烂、化脓者禁用。

3. 醉酒、过饥、过饱、过劳、过渴的患者禁用。

4. 孕期妇女慎用。

第十二章　活性氧水浴

一、定义

活性氧水浴，是指将活性氧 O_3 注入水中，进行洗浴，起到杀菌、消毒等治疗和保健作用。

二、功效

1. 强氧化剂，杀灭微生物

（1）臭氧能氧化分解细菌内部葡萄糖氧化酶，阻碍细菌的代谢。

（2）破坏 DNA、RNA 等生命遗传物质，使细菌的新陈代谢受到破坏，导致细菌死亡。

（3）透过细胞膜组织，侵入细胞内，作用于外膜的脂蛋白和内部的脂多糖，使细菌发生通透性畸变而溶解死亡。

2. 提高机体抗氧化防御能力，清除体内有害自由基

（1）通过与机体作用，瞬间增加自由基数量，诱导并激活机体抗氧化酶系统。

（2）产生大量的超氧化物歧化酶、谷胱甘肽过氧化物酶和还原酶等自由基清除剂，清除机体过多的自由基，从而调节机体的抗氧化能力。

3. 提高机体的免疫力

（1）刺激机体白细胞增生，增强粒细胞的吞噬功能。

（2）刺激单核细胞的形成，激活 T 细胞，激发其他免疫细胞发挥作用，从而增加体液和细胞免疫。

4. 镇痛、止痒作用

（1）刺激内源性镇痛物质脑啡肽的释放。

（2）并能氧化灭活体内各种致痛物质。

5. 促进创面愈合

(1)增加组织的供氧，使局部细胞增生加快，从而增强组织细胞的修复能力，和促进其生长。

(2)改善微循环，使创面肉芽组织内的毛细血管扩张，血液流动阻力降低，从而加快血液循环。

(3)抗感染，预防或降低组织感染的发生。

三、适应证

寻常型银屑病的各种皮损、脓疱型银屑病均可适用。

四、操作步骤

1. 操作前

(1)环境要求：活性氧水浴室要通风良好，并配备有效的通风设备。

(2)保持室内温度 22～24℃为宜，相对湿度在 55% 左右。冬天注意为患者保暖，防止治疗过程中着凉。

(3)物品准备：毛巾、纱布、容器、水盆、棉签、消毒剂，活性氧水浴水疗仪完好处于备用状态。

(4)若仪器 15 分钟未使用，使用前，需先将仪器储水桶中的治疗液排尽，用治疗液对治疗容器消毒后，再使用治疗容器。

2. 操作中

(1)体位：患者取舒适体位，将患处完全浸泡于治疗液中。

(2)浸泡时间：15～20 分钟。

(3)淋洗时间：10 分钟；对于头部有患处的，应该披发冲洗，并且用纱布轻轻揉去痂。

(4)泡澡治疗：排水口出药液时，即可进入浴盆进行淋浴，排药液时间最多不超过 20 分钟或者药液体积不超过胸口，停止排药液后，可在浴盆内浸泡 5 分钟。

3. 局部创面处理

(1)感染性伤口，有脓液、渗出液，存在水疱或脓疱的患者，用无菌针头刺破，抽吸掉内容物，脓疱内用臭氧水反复冲洗，直至无脓液流出；存在脓痂的患者，若有痂下积脓，需要及时清理，用臭氧水反复冲洗积脓处。

(2)使臭氧水与创面充分接触，让臭氧水的作用发挥到最大，可借助纱布进行湿敷。

（3）臭氧水疗结束后，保持创面的干净，外涂外用药膏。

（4）治疗后避免创面受压。

五、注意事项

1. 婴幼儿防止误食。

2. 产妇、孕妇及月经期避免盆浴。

3. 防跌倒、摔伤。

4. 保持室内通风。

5. 注意保暖。

6. 控制时间。

六、禁忌证

1. 活性氧过敏及其他不能耐受该治疗的患者慎用。

2. 严重心脑血管疾病及呼吸道疾病患者全身浸泡慎用。

3. 避免直接吸入高浓度活性氧。

第十三章　中药烟熏疗法

一、定义

中药烟熏疗法，是指某些中药材或中药材借助某些易燃物质，发生不冒火焰的不完全燃烧，产生烟雾，用来烘熏患处而防病治病的外治疗法。

二、功效

烟熏疗法具有疏通腠理、窜筋走络、流畅气血、温阳驱寒的作用。同时烟熏后皮损局部形成一层烟油，能较长时间维持药效，从而达到润肤软坚的功效。

三、适应证

银屑病皮损呈粗糙、肥厚、浸润伴瘙痒均可适用。

四、操作步骤

1. 烟熏卷制备

(1)烟熏疗法的药物选择：烟熏疗法可以灵活组方，选择具有养血活血通络、益气回阳散寒的中药(同时要兼顾易燃的性质或加易燃中药)粉碎。

(2)将配置好的药末置于桑皮纸上，搓卷成圆柱形，软硬度适宜，以利炭燃为宜。

(3)用糨糊将纸边黏合，两端压实，制成烟熏卷。

2. 烟熏操作方法

(1)物品准备：烟熏卷、治疗盘、打火机、弯盘等。

(2)将熏药卷一端点燃，药用所产生的药烟对准皮损表面，距离一般以患者感觉温热而舒服为度。

(3)熏药在下，皮损在上，温度适中，防止烫伤。

(4)每次 15～30 分钟，每日 1～2 次。

五、注意事项

1. 治疗过程中，应注意利用排风扇排除烟雾，以降低室内烟雾的浓度，尽量减少烟雾的吸入。

2. 熏药在下，皮损在上。

3. 温度适中，防止烫伤。

4. 皮损大而粗糙肥厚者，熏时宜浓烟高温。

5. 熏后有一层油脂(油烟)，不要马上擦掉，保持时间越长，效果越好。

6. 注意药烟对眼睑膜、呼吸道黏膜的刺激。

六、禁忌证

1. 严重高血压、孕妇、体质弱、哮喘患者慎用。伴急性炎症性皮损禁用。

2. 伴有扁桃体肿大、咽痒者慎用。

3. 对药烟过敏患者禁用。

第十四章　中药外敷

一、定义

中药外敷法，是指将新鲜中草药切碎、捣烂，或将中药末加赋形剂调匀成糊状，敷于患处或穴位的方法称敷药法。

二、功效

根据患者病情辨证用药，中药外敷疗法可起到清热解毒、消肿散结、活血化瘀等功效。

三、适应证

皮损表现为红色丘疹、红斑、暗红斑、鳞屑性红斑、肥厚性红斑、暗红斑等。

四、操作步骤

1. 操作前　物品准备：治疗盘、中药膏、油膏刀、棉垫或纱布块、棉纸、胶布、绷带等。

2. 操作中

（1）药物的调制：①调制的药物需干湿适中，厚薄均匀，一般以 0.2～0.3cm 为宜，大小需超出病变处 1～2cm 为度，对皮肤有腐蚀的药物应限于病变部位以内；②用水或醋调制的药物，容易干燥，可加适量凡士林一起调制，一般 1～2 天后更换一次。

（2）敷药局部做清洁处理。

（3）将调制好的药物平摊于棉垫上或纱布上，并在药物上面加一大小相等的棉纸或纱布。

（4）将药物敷于患处，用胶布或绷带固定。

3. 操作后　敷药后应询问患者有无瘙痒等感觉，并观察局部有无皮疹、水疱等过敏现象，若有过敏反应，应停止敷药。

五、注意事项

1. 在敷药过程中，让患者采取适当的体位。

2. 应对敷药部位进行清洁。

3. 敷药后，包扎固定好，以免药物流撒别处。

4. 小儿皮肤娇嫩，不宜使用刺液性强的药物，用药时间不宜过长，加强护理，防止小儿将所敷药物抓脱。

5. 有过敏反应者及时对症处理。

6. 如局部出现水疱，应用消过毒的针刺破，外用消毒药物，防止皮肤继发感染。

7. 进行热敷时应把握好温度，以免烫伤皮肤。

8. 皮肤破损处禁用刺激性药物。

六、禁忌证

1. 外敷后局部皮肤出现瘙痒、潮红等过敏反应者禁用。

2. 凡含有麝香、乳香、红花、没药、桃仁等活血化瘀成分的膏药，孕妇、习惯性流产者均应慎用。

第十五章　中药蜡疗法

一、定义

蜡疗是以将石蜡加热至一定温度融化后，再冷却形成蜡饼，直接外敷于患处以治疗疾病的一种中医特色外治方法。

二、功效

温热作用、机械压迫作用、透皮吸收作用。

三、适应证

适用于银屑病气血瘀滞证，皮损经久不退，多呈肥厚斑块状，颜色暗红，鳞屑较厚，附着紧密，舌质紫暗或有瘀斑、瘀点，脉涩或细缓；或关节型银屑病即具有银屑病皮疹并导致关节和周围软组织疼痛、肿胀、压痛、僵硬和运动障碍的患者。

四、操作步骤

1. 操作前

(1)选择宽敞明亮、空气流通、室温适宜的房间作为治疗室。

(2)仔细检查患者病情，评估患者状况。帮助患者采取俯卧位，充分暴露皮损。

(3)物品准备：不锈钢盘、加热后完全融化的蜡液、小铲刀、塑料布。

2. 操作中　蜡饼法：将加热后完全融化的蜡液倒入不锈钢盘中，厚度约2～3cm，冷却至初步凝结成块时(以表面温度50℃左右为宜)，用小铲刀将蜡块取出，敷于患部，外包保鲜膜保温30分钟。

3. 操作后　治疗结束后，穿衣休息15～30分钟再出门，防止受风受寒。

五、注意事项

1. 每日 1 次，15～20 次为 1 个疗程。

2. 蜡药经反复使用后，如蜡有减少，可按比例加入一定的新蜡，重复使用几次后，需重新溶入新药物。

3. 切不可直接加热溶蜡，以免引起石蜡变质或燃烧。

4. 蜡疗时要保持治疗部位静止不动，防止蜡块、蜡膜破裂而致热蜡液直接接触皮肤，引起烫伤，治疗结束后，穿衣休息 15～30 分钟再出门，防避风受寒，注意防止水进入蜡液，以免因水导热性强而引起烫伤。

六、禁忌证

1. 体质虚弱、高热、急性化脓性炎症、有出血倾向者及出血性疾病者禁用。

2. 有温热感觉障碍者禁用。

3. 皮肤有创面或溃疡不可用蜡疗。

第十六章　火疗法

一、定义

火疗法，是指通过外界热的刺激，使皮肤腠理迅速开窍，使药物直接透皮，直达病灶的一种外治方法。

二、功效

行气活血，温通经脉。

三、适应证

适用于银屑病气血瘀滞证，对于皮损经久不退，多呈肥厚斑块状，颜色暗红，鳞屑较厚，附着紧密，舌质紫暗或有瘀斑、瘀点，脉涩或细缓。或关节型银屑病即具有银屑病皮疹并导致关节和周围软组织疼痛、肿胀、压痛、僵硬和运动障碍的患者。

四、操作步骤

1. 操作前

（1）选择宽敞明亮、空气流通、室温适宜的房间作为治疗室。

（2）仔细检查患者病情，评估患者状况。帮助患者采取俯卧位，充分暴露皮损。

（3）将当归、伸筋草、透骨草、鸡血藤、艾叶、桑枝、红花等药物混合均匀后打成细粉备用。

（4）准备物品：95％医用酒精及酒精壶、纯棉加厚毛巾、中药粉、保鲜膜、打火枪（打火机）、盆和温水。

2. 操作中

（1）中药粉中加入适量温水，搅拌均匀，调成泥状。

（2）将中药泥均匀敷于操作部位，覆以保鲜膜，将两层湿毛巾盖在保鲜膜上。

（3）用注射器吸取 95％酒精至酒精壶中，均匀喷涂于涂有中药部位上方的湿毛巾上，用火点燃，在患者感觉有热感时用湿毛巾覆盖灭火。

（4）重新喷洒酒精，反复治疗 9 次。

3. 操作后

（1）将药物涂于患处，然后覆以保鲜膜封包。

（2）头部与足部保持一条直线在床上平躺 45 分钟。

五、注意事项

1. 治疗后应大量喝温水，勿冷食、冷饮。

2. 12 小时内不宜洗澡；6 个小时内不宜洗手、洗脸。

3. 治疗结束后头部与足部保持一条直线在床上平躺 45 分钟后方可离开。

六、禁忌证

1. 空腹及饱餐后禁做火疗。

2. 体质虚弱、高热、急性化脓性炎症、有出血倾向者及出血性疾病者禁用。

3. 有温热感觉障碍者禁用。

4. 皮肤有创面或溃疡不可用火疗。

第十七章 火针疗法

一、定义

火针又称之为"烧针"，古代又称为"焠刺""燔针"。唐代孙思邈在《备急千金要方》中首次将火针应用于外科领域，用来治疗疮疡痈疽、瘰疬痰核和出血等疾患。火针疗法是用特制的针具经加热、烧红后，采用一定手法，刺入身体的腧穴或部位，并快速退出以祛除疾病的一种针刺方法。

二、功效

借助火热，温壮阳气，开门祛邪，以热引热。

三、适应证

皮损表现为红斑丘疹、暗红斑、鳞屑性红斑、肥厚性红斑、脓疱等均可适用。

四、操作步骤

1. 取穴　阿是穴。

2. 操作方法

（1）采用中粗火针，将针尖和针身于酒精灯上烧至白亮，快针法点刺，深度根据肌肉厚度而定，深0.3~0.5寸。

（2）如遇局部脉络明显者，可配合局部点刺放血。充分暴露静脉曲张部位，选择细火针，术者将火针置于火焰上烧至白亮，围刺法在曲张部位周围快针点刺，深度以0.01~0.05寸为度，然后选择静脉曲张最明显处，以中粗火针，快针点刺，令瘀血尽出，自然止血，一周1~2次。

（3）如遇关节肿痛者，可选择阿是穴，以中粗火针置于酒精灯上烧至白亮，快针刺法，若肌肉丰厚部位深度以0.3~0.5寸为宜，若肌肉菲薄部位，深度以0.05~0.1寸为宜，一周1~2次；并根据关节肿痛的循经特点，选择所在经脉的部穴，快针点刺，深0.1~0.3寸。

3. 血瘀型银屑病可把火针治疗和刺络放血结合进行治疗。具体操作如下：

（1）先对局部病变皮损常规消毒。

（2）右手持一次性使用无菌注射针，用拇指、示指、中指捏住针柄，对准皮损部位即阳性反应点迅速刺入，快进疾出，使出血少许。

（3）然后根据病变范围不同，以针间距为0.5cm，稀疏均匀，由病变外缘环向中心点刺。

（4）点刺后火罐吸出瘀血，留罐3分钟，用干棉签擦去血液，针孔再次消毒。使用这种方法治疗，在临床上也疗效显著。

火针治疗银屑病一般5~7天一次，总疗程一般在4~8周不等。不过，在利用火针治疗银屑病时，医生一般较少考虑辨证选穴，大部分选穴以病变的皮损局部为主。之所以出现这样的选择，是因为火针扶正祛邪力强，采用火针点刺局部皮损具有借火助阳、以热引热、迫邪外出之功，从而达到活血化瘀、行气开郁、解毒通络的效果。

五、注意事项

1. 火针治疗寻常型银屑病效果较好，但需要坚持治疗，医生需多与患者沟通，帮助其建立康复的信心。脓疱型、关节型、红皮病型应中西医结合治疗。

2. 患者应注意饮食及生活调护，清淡饮食，忌食辛辣刺激、煎炸油腻、荤腥发物、动风之物。适量运动，增强体质。避免搔抓、摩擦及热水烫洗，忌肥皂等碱性强刺激。贴身衣物要柔软宽松。

3. 患者通常有明显的精神紧张或精神创伤史，家属或医生要加强心理辅导，消除紧张等不利因素，保持心情舒畅，增强康复的信心。

六、禁忌证

1. 精神过于紧张、过饥、过饱、过劳者，以及大醉之人都应禁用火针。

2. 在行火针治疗时，应问清患者的既往史，如患有糖尿病的患者，应禁用火针，因其针孔不易愈合，容易造成感染。

3. 严重心脏病、严重贫血、年老体弱、过度疲劳等患者慎用。

4. 具有严重免疫系统疾病，老龄患者及幼儿慎用。

第十八章　水针疗法

一、定义

穴位注射又称"水针"，可分为自血穴位注射及药物穴位注射，是对传统疗法的又一发展。药物穴位注射是选用中西药物注入有关穴位以治疗疾病的一种方法。自血穴位注射疗法是抽取自身的血液再进行注射的疗法，是一种非特异性刺激疗法，可产生一种非特异性脱敏作用，促进白细胞吞噬作用，从而增强机体免疫力，对治疗银屑病有一定疗效。

二、操作步骤

在严格无菌条件下用 10mL 注射器抽取患者自身静脉血 4mL，轻轻摇匀，经 2~3 分钟后，迅速分别于特定的穴位注射，每个穴位注射 1mL。3 天 1 次，20 次为一个疗程，共 60 天。

取穴标准：每次可取 4 个穴位：单侧的曲池、足三里、血海 3 个穴位，以及辨证取穴：血热可加大椎，血燥加三阴交，血瘀加膈俞。每次治疗取单侧同侧穴位，双侧穴位可交替使用。

自血穴位注射既有自血疗法的非特异性脱敏作用和提高机体免疫力的功效，又有穴位注射疗法的疏经活络、清热和营、理脾胃、调气血、疏风解毒、镇静止痒的作用。

三、注意事项

1. 严格遵守无菌操作规则，防止感染。

2. 使用穴位注射时，应该向患者说明本疗法的特点和注射后的正常反应。如注射局部出现酸胀感、4~8 小时内局部有轻度不适，或不适感持续较长时间，但是一般不超过 1 天。

3. 要注意药物的有效期，并检查药液有无沉淀变质等情况，防止过敏反应的发生。

4. 风池穴近延髓，故应严格掌握针刺角度和深度，针刺深穴应控制在颈围的1/10以内，向鼻尖方向刺0.5~0.8寸，以免伤及延髓。脊髓两侧腧穴注射时，针尖斜向脊髓为宜，避免直刺引起气胸。

5. 药物不宜注入脊髓腔。误入脊髓腔，有损伤脊髓的可能，严重者可导致瘫痪。

6. 年老体弱及初次接受治疗者，最好取卧位，注射部位不宜过多，以免晕针。

7. 孕妇的下腹部、腰骶部和三阴交、合谷穴等，不宜用穴位注射法，以免引起流产。

第十九章　拔罐疗法

一、定义

拔罐疗法，是以罐为工具，利用燃烧、抽气等方法排出罐内空气形成负压，使罐吸附在皮肤上，以达到治疗和预防疾病的中医外治疗法。

拔罐疗法具有悠久的历史，早在马王堆汉墓出土的帛书《五十二病方》就有记载，晋代葛洪在《肘后备急方》中称之为"角法"。唐代王焘著的《外台秘要》曾记载用竹筒角之，故又称"吸筒"，清代赵学敏在《本草纲目拾遗》中名之为"火罐气"。

二、功效

拔罐疗法造成罐内负压，刺激局部皮肤，可疏通经络、使局部气血旺盛。能使局部充血，使毛细血管扩张，通过机体的调整，具有疏通经络、行气活血、消肿止痛、散风祛寒等作用。

三、适应证

适用于寻常性银屑病辨证为血燥、血瘀证。

四、操作步骤

1. 操作前

（1）选择宽敞明亮、空气流通、室温适宜的房间作为治疗室，注意患者保暖，防止发生晕罐。

（2）仔细检查患者病情，评估患者状况。帮助患者采取合适体位，裸露病变部位。

（3）物品准备：11个4号罐具（外口径7.0cm，内口径5.3cm），瘦小者可用3号罐具（外口径6.6cm，内口径4.5cm）；打火机、75%酒精棉球、镊子、清水盘。

2. 操作中

(1)清洁患者皮损部位,将燃着的酒精棉球伸入罐内一闪即出,迅速将罐扣于皮损部位之上。将点燃的酒精棉球放入清水盘中熄灭。一般留置 10~15分钟,使局部皮肤和浅层肌肉及其他软组织被吸拨入罐内,一般以高出皮肤表面 0.5~2cm 为宜,在拔罐过程中随时观察罐口吸附情况和皮肤颜色改变。

(2)起罐:医者一手持罐,稍用力使之向同侧倾斜,另一手的示指或拇指轻轻按压对侧罐口边缘的软组织,使空气缓慢进入罐内,罐具即可自行脱落。

3. 操作后

(1)拔罐治疗后需静息 20 分钟,未出现其他症状方可离开。

(2)罐后反应:患者在拔罐时局部可能产生多种感觉,如有牵拉、紧缩、发胀、温暖、酸楚、舒适、透凉气等感觉,均属正常。起罐后在吸拔部位上都会留下罐斑或罐印,一般为点片状紫红色瘀点或瘀块,或兼有微热痛感,这是正常的反应,1~2 天后即可自行消失。若出现水疱等,可用碘伏消毒水疱处皮肤后,用 1 寸(25mm)毫针挑破,用消毒棉球擦净液体后覆盖纱布。

在拔罐过程中,也有极少数患者发生休克和晕厥现象。患者若感到头晕眼花,心烦欲呕,面色苍白,四肢厥冷,冷汗淋漓,呼吸急促,脉搏频数而细小等现象,应立即将罐取下,使患者平卧床上,喝些温开水,稍事休息。严重者可针刺十宣、人中穴,即可帮助患者恢复常态。患者恢复常态后,应继续卧床休息一段时间才能离开治疗室。

4. 操作要点

(1)操作时应注意棉球少蘸酒精,避免点燃的酒精滴落,且不能沾于罐口,以免烫伤皮肤。

(2)操作时闪火要迅速,对准罐口中央,不能闪到罐口。

(3)吸附力度:一般以皮肤高出瓶颈 0.5~2.0cm 为宜,瘦小者可控制在0.5~1.0cm。

(4)操作时需注意起罐过程一定要缓慢,千万不能暴力硬拔,或者快速倾斜火罐,造成被拔部位皮肤与肌肉的损伤与疼痛。

五、注意事项

1. 一般 5~7 天治疗一次,1 个月为 1 个疗程。

2. 留罐时间不宜过长,过长(半个小时以上)容易出现水疱。

3. 银屑病皮损粗糙肥厚者应给予凡士林或橄榄油涂搽后进行拔罐治疗,

以免出现罐具脱落。

六、禁忌证

1. 凝血功能不良，有自发性出血倾向或损伤后出血不止的患者不宜使用拔罐疗法，如血友病、血小板减少性紫癜、白血病等。

2. 醉酒、过饥、过饱、过渴、过劳的患者慎用火罐。

第二十章　放血疗法

一、定义

放血疗法是针灸治疗的一种操作方法，它是以三棱针、梅花针、刀具、粗毫针以及注射器等为器具，根据不同病情，刺破特定部位的浅表血管和深层组织，放出适量的血，以达到治疗疾病的目的。

二、功效

具有祛风止痒、开窍泄热、镇吐止泻、通经活络的作用。

三、适应证

银屑病皮损呈粗糙、肥厚、浸润者均可适用。

四、操作步骤

(一)器具消毒

一般采用高压或煮沸、浸泡的消毒方法。注意在存放时，接触空气的时间不要过长，注射器、刀片尽可能采用一次性材料。

(二)患处消毒

采用碘伏或酒精在皮肤表面进行常规消毒。消毒的部位及范围视放血的方式而定，以不引起感染为限；对于有污染较严重的组织一定要冲洗干净，一般要求消毒2~3遍。

(三)放血方法

1. 耳尖放血法

(1)操作前：①器具准备：三棱针或粗毫针、碘酊、消毒干棉球。②体位：患者保持正坐位。③定穴：折耳向前，于耳郭上端取穴；或将耳轮向耳屏对折时，耳郭上面的顶端处。

（2）操作中：①先揉捏患者双耳，以外耳道为中心，向耳郭离心性方向进行，使血液散布在耳郭周围。②使用消毒干棉球蘸取适量碘酊在针刺腧穴上擦拭消毒，擦拭时应从腧穴部位的中心点向外绕圈消毒，然后用左手拇、示、中三指依次夹紧耳尖，右手持三棱针或粗毫针迅速刺入，刺入深度 1～2mm，随即出针，再用左手挤压点刺部位，使之出血 2～5 滴。

（3）操作后：针刺放血后，使用消毒干棉球擦净血液，并按压针孔 1 分钟。

2. 后背放血法　后背放血疗法多和拔罐疗法联合使用。

（1）操作前：①器具准备：三棱针或梅花针、碘酊、消毒干棉球；11 个 4 号罐具（外口径 7.0cm，内口径 5.3cm），瘦小者可用 3 号罐具（外口径 6.6cm，内口径 4.5cm），打火机，75%酒精干棉球，镊子。②体位：患者俯卧位，暴露后背。③定穴：选用背部足太阳膀胱经上的心俞、肺俞、肝俞、脾俞、肾俞。④消毒：使用消毒干棉球蘸取适量碘酊在针刺腧穴上擦拭消毒，擦拭时应从腧穴部位的中心点向外绕圈消毒。

（2）操作中：每穴用三棱针点刺 3～5 下或用梅花针扣刺数下，见皮肤出现出血点，立即取罐以闪火法将罐具吸拔于穴位处，留罐 10～15 分钟，拔出适量的血，起罐后用消毒干棉球擦净皮肤上的血迹。

（3）操作后：操作完成后，患者宜静卧 10～15 分钟，未出现其他症状方可离开。

3. 耳穴割治法

（1）操作前：①器具准备：三棱针或粗毫针、碘酊、消毒干棉球；②体位：患者保持正坐位。

（2）操作中：①以适中的力度揉搓耳郭 2～3 分钟；②使用消毒干棉球蘸取适量碘酊在耳背上擦拭消毒；③使用手术刀片在治疗点的皮肤上迅速划开 1cm 左右的切口，放出血液。

（3）操作后：待血液流出充分后，擦干清洁创口，并进行消毒，以防止感染。

五、注意事项

1. 在使用放血疗法治疗前，一定要全面了解患者的身体情况，注意患者是否有不适宜放血的其他疾病，如心脏病、贫血、血友病等。

2. 放血前，认真做好放血器具和所施治部位的消毒工作，避免引起感染。特别是在用刀具操作时，一定要遵循外科的消毒常规。

3. 刺络时，进针宜轻，刺入宜浅，动作要快，出血如珠为宜，切记不要用力过猛。

4. 操作时必须躲开重要的器官和动脉，严禁深刺，以免出血过多。

5. 放血后，要注意按压针孔，避免皮下或组织出现瘀血。如果出现瘀血，一般 10 天左右会自动吸收，或给予热敷。

6. 治疗后注意避免接触水，以防感染。

六、禁忌证

1. 素体虚弱或久病体虚不能耐受者。

2. 妇女妊娠期、妇女产后、有习惯性流产者。

3. 贫血、低血压或大出血后。

4. 皮肤有创伤及溃疡者。

5. 有出血性疾病或损伤后出血不止者。

第二十一章　体针疗法

一、定义

体针疗法又称"毫针疗法"，是以毫针为针刺工具，通过在人体十四经络上的腧穴施行一定的操作方法，以通调营卫气血，调整经络、脏腑功能而治疗相关疾病的一种方法。

二、功效

通调营卫气血，调整经络、脏腑功能。

三、适应证

银屑病皮损表现为红斑丘疹、暗红斑、鳞屑性红斑、肥厚性红斑等均可适用。

四、操作步骤

(一)辨证选穴

1. 治则　疏通经络，调和气血。取阳明经穴为主。

2. 主穴　大椎、合谷、曲池、血海。

3. 配穴　血燥证配膈俞、风门、足三里、三阴交；血瘀证配肺俞、肝俞、三阴交。

4. 辨证加减　便秘，加天枢、支沟；月经不调，加关元、三阴交；失眠，加神门；急躁易怒，加太冲。

(二)局部选穴

一般按照皮损的部位取局部的穴位。

1. 皮损发于头部者，加百会、风池、四神聪。

2. 皮损发于上肢者，加手三里、外关、支沟。

3. 皮损发于下肢者,加风市、委中、足三里。

4. 皮损发于胸部者,加膻中、中脘、关元。

5. 皮损发于背部者,加背部背俞穴。

(三)操作方法

1. 操作前

(1)物品准备:无菌针灸针、镊子、75%酒精棉球、干棉球、弯盘2个(一个盛放污棉球;一个内盛消毒液,浸泡用过的毫针)。

(2)体位:根据针刺穴位的不同,选择适宜体位,充分暴露针刺部位,以操作方便,患者感到舒适,肌肉放松能持久留针为宜。如:背部腧穴选取俯伏坐位或俯卧位,前身部腧穴选取仰卧体位,头面、四肢等部腧穴选取仰靠坐位。

2. 操作中

(1)定穴:根据处方选穴的要求,按照腧穴的定位方法,逐穴进行定取。为保证定穴准确,可用手指按压,以探求患者的感觉反应。

(2)消毒:①医者手指的消毒:先用肥皂水将手洗刷干净,待干再用75%酒精棉球擦拭后,方可持针操作。②针刺部位的消毒:用75%的酒精棉球在针刺腧穴上擦拭消毒,擦拭时应从腧穴部位的中心点向外绕圈消毒。③针具的消毒:用75%的酒精棉球由针身到针尖进行消毒。

(3)施术:进针方法在临床应用时需根据腧穴所在部位的解剖特点、针刺深浅和手法的要求灵活选用,以便于进针和减轻患者的疼痛。

1)进针:①术者以左手拇指或示指按压穴位,右手持针,紧靠左手指甲缘,以拇、示指下压力快速将针刺入皮肤,然后右手边捻转针柄边将针体刺入深处。此为指切进针法,多用于短针的进针。②长针可采用双手进针,即以左手拇、示指裹棉球捏住针身下端,露出针尖0.6~1cm,右手拇、示指夹持针柄,两手同时下压,快速将针尖刺入腧穴,然后左手支持针体,右手拇、示指捻转针柄,将针刺入深处。

2)进针角度:指针体与皮肤表面所形成的夹角。①直刺:临床上,针体与腧穴皮肤呈直角(90°),垂直进针,称为直刺,适于肌肉丰厚处,如四肢、腹、腰部。②斜刺:针体与腧穴皮肤呈45°角左右,倾斜进针,称为斜刺,适于肌肉浅薄处,或内有重要脏器及不宜直刺、深刺的腧穴。③平刺:针体与腧穴皮肤成15°~25°角,沿皮刺入,适于肌肉浅薄处(如头面部),一针透二穴也可用此，称为横刺或沿皮刺、平刺。

3) 针刺深度：针身刺入人体内的深浅度。①一般以取得针感而又不损伤重要脏器为准。除根据腧穴部位特点来决定之外，临床上还需灵活掌握。②形体瘦弱者宜浅刺，形体肥胖者宜深刺；年老、体弱、小儿宜浅刺，青壮年身体强壮者宜深刺；阳证、表证、初病宜浅刺，阴证、里证、久病宜深刺；头面、胸背及肌肉薄处宜浅刺，四肢、臀、腹及肌肉丰厚处宜深刺；手足指趾、掌跖部宜浅刺，肘臂、腿膝处宜深刺等。③针刺的角度与深度有关，一般来说，深刺多用直刺，浅刺多用斜刺和横刺。④此外还要根据经脉循行的深浅及不同的季节来灵活掌握。

4) 行针手法：进针后再施以一定的手法称行针。①常用的基本手法有两种：提插法和捻转法，行针的辅助手法有循法、刮法、弹法、摇法、飞法、震颤法。②针刺得气后，根据证的虚实，采用相应的补泻手法。一般在得气后，捻转幅度小，速度慢，或提插时，重插慢提为补法；相反，在得气后捻转幅度大，速度快，或提插时轻插重提为泻法。

5) 留针：将针刺入腧穴并施行手法后，使针留置穴内 10～20 分钟。

3. 操作后

(1) 起针：左手将消毒干棉球按压于针刺部位，右手持针做轻微的小幅度捻转，并随势将针缓慢提至皮下，静留片刻，然后出针。

(2) 出针后：用消毒干棉球轻压针孔片刻，以防出血或针孔疼痛。

五、注意事项

1. 若发生晕针、弯针、折针等异常情况，应及时做出相应处理。

2. 凡过饥、过饱、酒醉、大汗、惊恐、疲乏等患者，均不用体针疗法。

3. 常有自发性出血或损伤后出血不止者不宜针刺。

4. 皮肤有感染、溃疡、瘢痕的部位不宜针刺。

5. 对胸、胁、腰、背脏腑所居之处的腧穴，不宜直刺、深刺。

六、禁忌证

1. 妊娠 3 个月以内，小腹部腧穴禁针。

2. 妊娠 3 个月以上，腹部、腰骶部腧穴禁针。

3. 三阴交、合谷等一些通经活血的腧穴在怀孕期间亦予禁针。

4. 产后未满月或产后失血过多也应禁针。

第二十二章　穴位埋线疗法

一、定义

穴位埋线疗法，是指在消毒条件下用针具把羊肠线埋藏腧穴皮下组织肌层，利用埋藏的羊肠线等在腧穴内的持久刺激，以防治疾病的一种方法。

二、功效

通过针具和药线在穴位内产生持续的刺激，起到"长效针感"的效果，达到刺激经络、平衡阴阳、调和气血、调整脏腑的治疗作用。

三、适应证

银屑病皮损表现为红斑丘疹、暗红斑、鳞屑性红斑、肥厚性红斑等均可适用。

四、操作步骤

(一)辨证选穴

1. 主穴　大椎、合谷、曲池、血海。

2. 配穴　血热证配委中、风池；血燥证配膈俞、风门、足三里、三阴交；血瘀证配肺俞、肝俞、三阴交。

(二)操作方法

1. 操作前

(1)物品准备：碘伏、齿镊、血管钳、特制埋线针、橡胶手套，0～3号不同标号的羊肠线、无菌纱布、胶布等。

(2)体位：根据穴位埋线的不同，选择适宜体位，以操作方便，患者感到舒适，医者便于操作为宜。

2. 操作中

（1）定穴：根据处方选穴的要求，按照腧穴的定位方法，逐穴进行定取。为保证定穴准确，可用手指按压，以探求患者的感觉反应。

（2）消毒：①部位消毒：用0.5%的碘伏在施术部位由中心向外环形消毒。②医者消毒：外科无菌操作，洗手，戴无菌手套。

（3）施术：①采用穿刺针埋线法，本方法操作简单，刺激量较大，适用于全身各部位。②剪取羊肠线一段（约1cm长），套在埋线针尖缺口上，两端用血管钳夹住，右手持针，左手持钳，针尖缺口向下以15°～40°角度刺入，待针头完全进入皮下，再进针0.5cm，将血管钳放开，待线完全埋至皮下约0.5cm深，将埋线针退出，用棉球或纱布压迫针孔片刻，再用消毒纱布敷盖保护创口。

（4）疗程：埋线一般可10～15天1次，5～10次为1个疗程，疗程间隔1～2个月。

3. 操作后　注意术后反应。

（1）如在术后1～5天内，局部出现轻微的红、肿、热、痛等无菌性炎症反应，属于埋线后的正常反应，是由于机械刺激、损伤及羊肠线刺激所致。

（2）少数病例反应较为严重，伤口处有少量渗出液，亦属正常现象，一般不需要处理，待其自然吸收便可。

（3）若渗液较多，突出皮肤表面时，可将乳白色渗液挤出，用75%酒精棉球擦洗后，覆盖消毒纱布。

（4）有患者在接受治疗后患肢局部温度会升高，可持续3～7天。

（5）极少数患者可有全身反应，即埋线后4～24小时内体温上升，一般约在38℃左右，局部无感染现象，持续2～4天后体温恢复正常，可能与这部分患者的超敏体质有关。

（6）埋线后还可有白细胞总数及中性粒细胞计数增高的现象，应注意观察。

五、注意事项

1. 多选用肌肉比较丰满的部位和穴位，如下肢、腰背部及腹部穴最常用，选穴原则与针刺疗法相同，但取穴要精简。每次埋线3～6穴，可间隔2～4周治疗1次。

2. 操作时宜轻巧，用力均匀，针穿过皮肤时，不能用力过猛，避免断针。

3. 埋线一般在皮下组织与肌肉之间，肌肉丰满的地方可埋入肌层，凡在肌腱或肌腹处施术或肌肉痉挛者，可先做穴位按摩再埋线。

4. 应熟悉埋线穴位处不同层次的解剖特点，以免造成功能障碍和疼痛及严重的医源性损伤。根据不同部位，掌握埋线的深度，不可伤及内脏、大血管和神经干；胸部、背部埋线不宜过深，一般多用斜刺法埋植，防止发生气胸。

5. 羊肠线用剩后，可浸泡于75%酒精中，或用新洁尔灭消毒，下次使用前再用生理盐水清洗。

6. 在一个穴位上做多次治疗时，应稍稍偏离前次治疗的部位，防止穴位疲劳及局部瘢痕的产生。

7. 术后的伤口护理应当格外重视。一般术后 2 天内局部要保持干燥，嘱患者避免洗澡等，如时值夏日应适当减少活动以避免大量出汗而渗入针孔或伤口中引起感染。

六、禁忌证

1. 皮肤局部有感染或有溃疡时不宜埋线。

2. 患有严重血管疾病、具有出血倾向、超敏体质、体质虚弱的患者慎用。

第二十三章　梅花针叩刺

一、定义

梅花针叩刺法，是指运用梅花针叩刺人体一定部位或穴位，激发经络功能，调整脏腑气血，以达到防治疾病目的的一种方法。

二、功效

调理脏腑，通经活络，活血化瘀。

三、适应证

适用于寻常性银屑病辨证为血燥、血瘀证。

四、操作步骤

（一）治疗前

1. 物品准备　七星梅花针、棉签、1%碘伏、75%酒精。

2. 消毒　消毒针具及皮损处消毒。

（二）治疗中

1. 使用手腕之力，将针尖垂直叩打在皮损处，并立即提起，反复进行。

2. 频率不宜过快或过慢，一般每分钟叩刺70～90次。

3. 叩刺方法　叩刺法有压击法和敲击法，压击法即拇指和中指、无名指掌住针柄，针柄末端靠在手掌后部，示指压在针柄上。压击时手腕活动，示指加压，刺激的强度在于示指的压力，适合于硬柄针。敲击法即拇指和示指捏住针柄的末端，上下颤动针头，利用针柄的弹性敲击皮肤，刺激的轻重应根据针头的重量和针柄的弹力，靠颤动的力量来掌握，适合于弹性针柄。

4. 根据患者体质、年龄、病情、叩刺部位的不同，有弱、中、强三种刺激。

（1）弱刺激：用较轻的腕力进行即刺，以局部皮肤略有潮红，患者无疼痛感为度。

（2）中等刺激：介于强弱两种刺激之间，局部皮肤潮红，但无渗血，患者稍觉疼痛。

（3）强刺激：用较重的腕力进行即刺，局部皮肤可以隐隐出血，患者有疼痛感觉。

5. 年老体弱妇女儿童、虚证患者和头面、眼、耳、口、鼻及肌肉浅薄处皮损用弱刺激；年壮体强，实证患者和肩、背、腰、臀部等肌肉丰厚处的皮损，用强刺激。其他部位的皮损，则用中刺激。

（三）治疗后

1. 患者应静卧5～10分钟，若出现口渴或贫血的症状，应适当补充血容量。

2. 嘱患者3～5天内皮损处避免沾水，防止感染。

五、注意事项

1. 在使用梅花针叩刺治疗前，一定要全面了解患者的身体情况。

2. 梅花针叩刺前，认真做好梅花针器具和所施治部位的消毒工作，避免引起感染。

3. 在治疗前，要细致做好患者的思想工作；治疗时患者宜平卧在治疗床上，防止患者晕针。

4. 操作完成后，患者应静卧10分钟，若出现口渴或贫血的症状，应适当补充血容量。

5. 需要长期治疗的患者，可隔日1次或隔两至三日1次治疗。

六、禁忌证

1. 素体虚弱或久病体虚不能耐受者。

2. 妇女妊娠期、妇女产后、有习惯性流产者。

3. 贫血、低血压或大出血后患者。

4. 皮肤有创伤及溃疡者。

5. 年老体弱、虚脱等患者。

6. 有出血性疾病或损伤后出血不止者。

第二十四章　中药灌肠

一、定义

中药灌肠法，是指利用中药汤剂，由肛门灌入直肠结肠，使药物直达病所，使药液保留肠道内，通过肠黏膜吸收到达治疗和预防目的。

二、功效

将药物保留灌肠，达到润肠通腑、清热解毒、凉血活血、消瘀散结的作用。

三、适应证

适用于脓疱型、关节型等各型银屑病，皮损表现红斑、斑丘疹、脓疱等。

四、操作步骤

1. 操作前

（1）嘱患者先排净大小便。

（2）物品准备：灌肠筒或输液器一套、弯盘内放一次性无菌肛管（14～16号）、温开水、水温计、液状石蜡、橡胶单、治疗巾、棉签、卫生纸、便盆、止血钳、输液架等，按照医嘱准备中药汤剂。

（3）保证环境整洁、关闭门窗、围屏风。

（4）测量药液温度，39～41℃，倒入灌肠筒或输液瓶内。

2. 操作中

（1）将灌肠筒或输液瓶，挂在输液架上，液面距肛门约30～40cm。

（2）摆正体位：根据病变部位取左侧或右侧卧位，臀下垫橡胶单、治疗巾，并用小枕抬高臀部10cm左右，暴露肛门，注意保暖，臀旁置弯盘。

（3）插管灌液：润滑肛管，与灌肠筒连接或输液器连接；排进空气，排气后夹紧。插管手法正确，动作轻柔；肛管插入深度适宜（15～20cm）；液面距肛门高度适宜(≤30cm，缓慢灌入)；注入温开水 5～10mL 冲管。

(4)拔管：待药液滴完时夹紧输液管或灌肠筒的连管，拔出肛管放入弯盘，用卫生纸轻揉肛门部。

3. 操作后　协助患者取舒适卧位，嘱咐患者尽量保留药液 30～60 分钟，臀部小枕可小时以后再撤去，观察患者反应。隔日灌肠 1 次，每 4 次为 1 个疗程。一般 1 个疗程即可见效，如需要可以进行第 2 个疗程。

五、注意事项

1. 灌肠前嘱患者排空大便，必要时可先行清洁灌肠。

2. 配置灌肠液时应避免使用对肠黏膜有腐蚀作用的药物。

3. 药液温度应保持在 39～41℃，过低可使肠蠕动加强，腹痛加剧。过高则引起肠黏膜烫伤或肠管扩张，产生强烈便意，致使药液在肠道内停留时间短、吸收少、效果差等。

4. 速度不能太快，否则影响在肠道内保留的时间。

5. 为使药液能在肠道内尽量多保留一段时间，药液一次不要超过 200mL，可在晚间睡前灌肠，灌肠后不再下床活动，以提高疗效。

6. 导管闭塞的处理，滴入时如出现闭塞，液体进不去，可转动肛管或将肛管稍拉出一点，或摇动灌肠液以免药液沉渣闭塞导管。

六、禁忌证

腹泻、肛门、结肠、直肠手术者慎用。

第二十五章　脐封疗法

一、定义

脐封疗法简称"脐疗"，是将药物放在脐中（神阙穴），上面用胶布或纱布等覆盖固定，以防治疾病的一种方法。

二、功效

疏通全身经络、调畅气机、调理脏腑功能，从而达到治疗疾病的目的。

三、适应证

封脐疗法用于治疗皮损瘙痒、疼痛及色素沉着（如皮损色暗红且经久不褪）。

四、操作步骤

1. 根据病情选定方药。

2. 将选定的药物研细末，或作散剂用，或用调和剂调匀作膏剂用。如为新鲜湿润药物，可直接捣如泥状，作膏剂用。

3. 将患者脐部洗净擦干，然后将配制好的药粉或药膏置入脐中，然后用脐布或纱布垫敷盖固定。

4. 根据病情，每天1次，每次2~3小时，7天1个疗程。

五、注意事项

1. 封脐后如局部有皮疹、痒痛，应暂停3~5天；如出现局部溃疡，应停止敷脐，改用其他疗法。

2. 封脐疗法主要靠局部吸收产生治疗作用，治疗效果较慢，对于一些全身性疾病如免疫疾病的调节则更慢，需治疗一段方可产生治疗效果，早期更换治疗方案是不科学的。

3. 此法对有些病收效较慢，可配合药物内服外搽、针灸、推拿等疗法同时治疗，以提高疗效。

4. 临床为稳妥起见，对孕妇、久病体弱的老人、幼儿以及有严重心脏病、肝脏病等患者，应慎用或不用。

六、禁忌证

对孕妇、久病体弱的老人、幼儿及有严重心脏病、肝脏病的患者慎用或不用。

第二十六章 灸法

一、定义

药灸疗法，是指某些中药材或中药材借助某些易燃物质，发生不冒火焰的不全燃烧产生烟雾，用来烘熏患处，通过经络的传导，达到治疗疾病和保健目的的一种外治法。

二、功效

疏通腠理、调和气血、温阳驱寒，同时药灸后皮损局部形成一层烟油，能较长时间维持药效，从而达到润肤软坚的功效。

三、适应证

适用于脓疱型、关节型等各型银屑病，皮损表现红斑、斑丘疹、脓疱等。

四、操作方法

1. 辨证选穴

（1）肺经风热证

主穴：肺俞、曲池、尺泽。

配穴：支沟、天枢、血海。

组成药物：枇杷叶、黄芩、桑白皮等。

（2）肠胃湿热证

主穴：曲池、足三里、大肠俞、上巨虚。

配穴：中脘、天枢、阴陵泉、阳陵泉。

组成药物：苍术、白术、茯苓、黄连等。

（3）血瘀痰结证

主穴：血海、丰隆、阳陵泉、曲池。

配穴：膈俞、脾俞、肝俞、陶道。

组成药物：红花、郁金、半夏、桃仁等。

（4）冲任失调证

主穴：肾俞、三阴交、血海、关元。

配穴：丰隆、足三里、心俞、肝俞。

组成药物：地黄、牡丹皮、山茱萸等。

2. 药灸条制备

（1）将药物压捻成粗粉末，按比例加入助燃药物（蕲艾）。

（2）将配置好的药末置于桑皮纸上，搓卷成圆柱形，软硬度适宜，以利炭燃为宜。

（3）用糯糊将纸边黏合，两端压实。

3. 操作方法

（1）物品准备：药灸条、酒精灯、治疗盘、火柴、弯盘、必要时备屏风等。

（2）体位：嘱患者选择合适体位，充分暴露待灸部位，以方便操作，患者感到舒适，肌肉放松为宜。

（3）点燃药灸条一端，燃端距应灸穴位或局部 2～4cm 处采用温和灸手法熏灸，以局部皮肤红润、温热舒适为度。

（4）中途艾绒烧灰较多时，应将绒灰置于弯盘中，避免脱落在患者身上。

（5）每次灸 15～20 分钟，每日 1 次，7 天为 1 个疗程。

五、注意事项

1. 施灸过程中要注意小心谨慎，及时清理艾灰，以免烫伤患者，如若烫伤及时对症处理。

2. 施灸过量、时间过长局部可能出现水疱为正常现象，可自然吸收；若水疱过大，可用消毒毫针刺破水疱，放出水液，再涂少量烫伤膏或万花油。

3. 局部水疱破溃时勿沾水浸湿局部，导致感染者可用抗生素软膏外用，如若感染严重时，可联合口服或静脉使用抗生素抗感染。

4. 熏后有一层油脂（油烟），不要马上擦掉，保持时间越长效果越好。

六、禁忌证

1. 对药灸药物过敏的患者禁用。

2. 皮肤局部有感染、溃疡、结核或肿瘤的患者。

3. 孕期妇女慎用。

4. 饥饿、疲劳、精神紧张、身体虚弱的患者慎用。

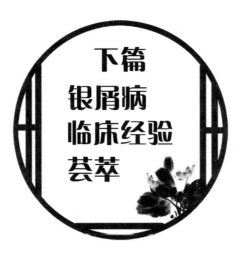

下篇
银屑病
临床经验
荟萃

第二十七章　银屑病辨证施治经验

一、病因病机

朱仁康、赵炳南、张志礼等医家都认为，患者多为素体血热，复因外感六淫，或过食辛辣发物、七情内伤及其他因素侵扰，均能使内、外合邪，血热炽盛，郁久化毒，以致血热毒邪外壅肌肤而发病。初发者常因血热毒邪偏盛，热盛生风化燥。若风燥日久，虽毒热未尽，而阴血已伤，以致血虚生风，肌肤失养。若血热炽盛，毒邪外袭，蒸灼皮肤，气血两燔，则郁火流窜，瘀滞肌肤，形成红皮；若湿热蕴久，兼感毒邪，则见脓疱密集；若风湿毒热或寒邪痹阻经络，则手足甚至脊椎大关节肿痛变形。

刘晳从病因病机、发病、临床表现上探讨本病，认为疾病本质与湿邪有关，且属湿热证者较多。在发病上由于洗澡、游泳、饮酒后汗出当风或久居潮湿环境后发病，或内有湿邪、外感风热后发病。患者正气不足，腠理疏松，风湿热邪毒乘虚侵袭皮肤，阻滞卫气运行，营卫之气不能荣润皮肤而致病。

郝平生等从临床观察发现，银屑病患者多有秋冬加重、春夏减轻的特点，且皮损多表现鳞屑、红斑、丘疹等，认为本病发病多由内外合邪所致，血燥为本，风毒为标。因燥、寒为秋冬时令之邪，素体血燥之人当令之时，外受时令之邪气，内外合邪，血燥化风，邪助风势，使病情加重。血燥之本同时也表明了该体质的易感性和遗传性。素体本为血燥之体，受邪后易从阴化火成毒，容易发为本病。

二、辨证论治

张志礼将寻常型银屑病基本分为 5 种证型：血热型，方用凉血活血汤加减；血燥型，方用养血解毒汤加减；血瘀型，方用活血散瘀汤加减；湿热型，药用生白术、生枳壳、生薏苡仁、生芡实、赤石脂、车前草、泽泻、生黄柏、苦参、土茯苓、生地黄、牡丹皮、六一散等；热毒型，药用金银花、连翘、蒲公英、败酱草、山豆根、板蓝根、大青叶、白茅根、紫草根、茜草根、玄参等。

周德瑛以脏腑辨证治疗银屑病，银屑病早期从肺论治，方用银翘散加减；进行期患者，从心论治，方用犀角地黄汤加减；病程长久，反复发作者，皮疹呈现暗红斑块、浸润、鳞屑干燥的患者，从肝论治，方用血府逐瘀汤加减；银屑病反复发作，皮疹呈现淡红斑片，干燥脱屑伴气短乏力、腹胀便溏的患者，从脾论治，方用参苓白术散加减。银屑病患者久治不愈，反复发作，皮疹为暗红斑片，鳞屑干燥，多有口干咽燥，腰膝酸软，舌红少苔，脉细数的患者，从肾论治，以六味地黄丸加减。

刘瓦利认为，银屑病主要可分为血热、血瘀和血燥 3 型：血热型乃疾病之初发阶段，毒热偏盛，燔灼营血，因此治疗宜清热凉血、解毒祛风，药用土茯苓、草河车、北豆根、紫草、生地黄、忍冬藤、大青叶、生槐花、白蒺藜、白英等。血瘀型皮损肥厚浸润、颜色暗红、舌质紫暗或有瘀点瘀斑为辨证要点，治疗上宜活血通络、凉血解毒，药用鸡血藤、生地黄、牡丹皮、赤芍、紫草、桃仁、红花、丹参、当归、郁金、三棱、莪术等。血燥型病程迁延日久，反复发作，阴血耗伤，治疗上应以养血润燥、解毒活血为主，药用生地黄、玄参、鸡血藤、丹参、大青叶、草河车、石斛、麦门冬、南沙参、北沙参、白茅根等。

蒋蔚等将银屑病分为 4 型，风寒湿型治以解表散寒化湿，药用炙麻黄、桂枝、杏仁、苍术、白术、秦艽、生薏苡仁、土茯苓、生槐花、甘草。风湿热型治以宣肺解表、清热化湿，药用炙麻黄、连翘、杏仁、桑叶、桑白皮、防风、赤小豆、白术、土茯苓、生石膏、甘草、大枣。湿热毒蕴型治宜清热化湿解毒，药用黄连、黄芩、黄柏、山栀、金银花、七叶一枝花、车前子、土茯苓、生薏苡仁、紫花地丁等。邪阻经络型，治当祛风除湿、活血通络，药用独活、羌活、桑寄生、秦艽、当归、川芎、牛膝、党参、黄芪、杜仲、制川乌、草乌、全蝎、细辛。

第二十八章　银屑病现代名医诊治经验

第一节　朱仁康论治银屑病

朱仁康认为"禀素血热"是银屑病的主要病因。禀素血热，或外感六淫，侵袭肌肤，或心绪烦扰，七情内伤，或过食辛辣，饮食不节，使血热内蕴，外壅肌肤而成。初发者常因热盛生风，风盛化燥，为血热风盛；久者阴血已伤，毒热未尽，肌肤失养，为血虚风燥；银屑病多郁热，易形成湿热，为风热兼湿或湿热化毒；或肾阳不足易夹寒，为风湿痹滞等。临床分为六型论治。

一、血热风盛证

血热风盛证多见于银屑病进行期。初起多发于外感之后，新皮损不断出现，皮损鲜红、心烦口渴、大便干，舌质红紫，苔黄，脉弦滑。证属：由于血热内盛，外受风邪，内外合邪，血热风盛或伤营化燥，是血热毒邪外壅肌肤而发病。治宜清热凉血，祛风解毒。方用土茯苓汤或土茯苓丸或克银一方。

土茯苓汤：土茯苓 30g，生地黄 30g，草河车 15g，生槐花 30g，紫草 15g，山豆根 9g，白鲜皮 15g，大青叶 15g，忍冬藤 15g，甘草 6g。

土茯苓丸：土茯苓 310g，草河车 250g，山豆根 250g，夏枯草 250g，白鲜皮 125g，黄药子 125g。上药共研细末，炼蜜为丸，每丸 6g，每次 3 丸，每日 2 次。

克银一方：土茯苓 30g，草河车 15g，北豆根 10g，白鲜皮 15g，板蓝根 15g，忍冬藤 15g，威灵仙各 10g，甘草 6g。

二、血虚风燥型

血虚风燥型多见于银屑病静止期。病久不退，皮肤干燥，皮损小如钱币，大如地图，色淡白或暗褐或暗紫，鳞屑干燥不易剥离，瘙痒剧烈，舌淡，苔白或舌红少苔，或舌暗有瘀斑，脉弦细。证属：风燥日久，伤阴耗血或为平素血虚之人。治宜滋阴养血润燥、清热解毒，用养血润燥或山白草丸或克银二方。

养血润燥：生熟地黄各15g，当归12g，桃仁9g，红花9g，丹参12g，玄参9g，天冬9g，麦门冬9g，麻仁9g，甘草6g。

山白草丸：山豆根90g，白鲜皮90g，草河车90g，大青叶45g，鱼腥草90g，夏枯草45g，炒三棱45g，炒莪术45g，王不留行45g。上药研末，炼蜜为丸，每丸6g，每次3丸，每日2次。

克银二方：生地黄30g，草河车15g，北豆根10g，白鲜皮15g，丹参15g，玄参15g，大青叶15g，连翘10g，麻仁10g。

三、风热兼湿证

风热兼湿证多见于腋窝、腹股沟等皱褶处，皮疹潮红或暗红，搔之浸渍黄水或见糜烂，舌红，苔黄，脉濡滑。治宜散风利湿清热，凉血解毒，用凉血除湿汤。方药如下：生地黄30g，忍冬藤15g，牡丹皮9g，赤芍9g，豨莶草9g，海桐皮9g，地肤子9g，白鲜皮9g，六一散(包)9g，二妙丸(包)9g。

加减：若舌红，苔黄腻者，用龙胆泻肝汤；舌苔白腻者，用除湿胃苓汤；流水多者，可加重苍术用量。

四、湿热化毒证

湿热化毒证为脓疱型银屑病或掌跖脓疱型银屑病，伴有身热面赤，舌红，苔黄，脉滑数。证属：风热外受，湿热内蕴，外不得疏泄，内不得引导，郁久化毒，毒热内盛。治宜利湿清热，搜风解毒；或治以凉血清热解毒，方用五味消毒饮或普济消毒饮。

利湿清热，搜风解毒：土茯苓30g，乌梢蛇9g，生槐花9g，白鲜皮9g，秦艽9g，漏芦9g，黄连9g，苦参9g，苍术9g，白术9g，防风、大黄各6g。

五味消毒饮：金银花、野菊花、蒲公英、紫花地丁各15g，紫背天葵6g。

普济消毒饮：升麻3g，板蓝根15g，黄芩9g，玄参9g，连翘9g，牛蒡子9g，桔梗3g，黄连6g，柴胡6g，陈皮6g，马勃1.5g，僵蚕3g，甘草3g，薄荷(后下)3g。

五、风湿痹滞证

风湿痹滞证为关节型银屑病，肢体关节疼痛，轻者小关节红肿，重者肘膝、脊柱可变形，鳞屑较厚，苔薄白腻，脉弦滑。证属：风湿之气相搏，痹阻经络，气滞血瘀。治宜通络活血，祛风除湿；或治以搜风除湿，败毒祛痒。主用桂枝芍药知母汤或独活寄生汤。方药组成：鸡血藤30g，桑寄生9g，当归12g，赤芍12g，桂枝9g，知母9g，防风9g，怀牛膝9g，忍冬藤15g，桑枝15g，络石藤9g，甘草6g。

桂枝芍药知母汤：炮附子6g，麻黄6g，桂枝12g，芍药9g，白术12g，知母12g，防风12g，生姜15g，甘草6g。

加减：关节痛加鸡血藤、秦艽；上肢为甚加姜黄、海风藤；下肢为甚加防己；关节变形加穿山甲、透骨草，或加全蝎、蜈蚣、蝉蜕等驱风之品。

六、毒热伤营证

毒热伤营证为红皮病型银屑病，发病急骤，周身皮肤潮红、壮热面赤。证属：多由日久燥邪伤营，亦可因外用刺激性太强或剧毒药砒汞之类，毒热入营，蒸灼肌肤，气血两燔，伤阴耗液而成。治以凉营滋阴，清热解毒。主用清营汤，合养血润肤饮。

加减：头皮甚者，可加升麻、荆芥；四肢甚者，可加威灵仙、桑枝；上肢为重者，可加川芎；下肢为重者，可加独活；脱屑多者，可加徐长卿；舌质紫黯者，加桃仁、红花、凌霄花；妇女月经不调者，可加当归、丹参等。

此外，久病者还可选用以下成药：

1. 草河车30g，夏枯草30g，山豆根15g。制成糖衣片，每15片含生药1帖量。每日3次，每次4~8片。4周为1个疗程。

2. 克银丸三号　土茯苓30g，草河车30g，北豆根10g，白鲜皮30g。本方由一号方化裁而成。

3. 克银丸四号　生地黄30g，丹参30g，北豆根10g，玄参30g，苦参10g，麻仁10g。本方由二号方化裁而成。

第二节　赵炳南论治银屑病

赵炳南认为本病的基本病机是"内有蕴热、郁于血分"，血热是机体和体质的内在因素，是发病的主要根据，而血热可因七情、饮食、风邪或风邪夹杂燥热之邪客于皮肤，内外合邪而发病。临床中赵炳南对寻常型银屑病主要分为血热和血燥两型。热壅血络，风热燥盛，皮疹潮红不断出现者为血热型；

病程日久，阴血内耗，血枯燥而难荣于外，皮疹呈硬币或大片状者为血燥型。临床可分为四型论治。

一、血热型

血热型多见于进行期银屑病。症见皮损潮红，皮疹不断出现，舌红，脉弦或数。证属郁热内蕴，积于血分。治宜清热解毒，凉血活血。用白疕一号加减。

生槐花 30g，生地黄 30g，紫草根 15g，赤芍 30g，鸡血藤 30g，丹参 15g，白茅根 30g。

加减：风盛痒甚者，加白鲜皮、刺蒺藜、防风；夹湿者，加薏苡仁、茵陈、防己、泽泻；大便燥结者，加大黄、栀子；因咽炎、扁桃体炎诱发者，加大青叶、板蓝根、连翘、元参。

二、血燥型

血燥型多见于静止期银屑病。病程较长，皮损多为斑片状，屑多干燥。证属阴血不足，肌肤失养。治以养血滋阴润肤。用白疕二号加减。

土茯苓 30g，当归 30g，干生地黄 30g，山药 30g，鸡血藤 30g，威灵仙 30g，露蜂房 15g。

加减：风盛痒甚者，加白鲜皮、刺蒺藜、苦参；血虚脉细者，加熟地黄、白芍；阴虚血热，舌红少苔者，加知母、地骨皮、槐花；脾虚湿盛，舌淡有齿痕者，加猪苓、茯苓、扁豆。

三、血瘀型

血瘀型多见于病程较长、病情顽固性银屑病。皮损肥厚浸润，鳞屑厚重，舌黯或有瘀斑，证属经脉阻滞，气血凝结。治以活血化瘀行气。用白疕三号加减。

土茯苓 30g，鬼箭羽 30g，薏苡仁 30g，桃仁 15g，红花 15g，白花蛇舌草 30g，三棱 15g，莪术 15g，鸡血藤 30g，丹参 15g，重楼 15g，陈皮 10g。

加减：肝郁气滞，情志不畅者，加柴胡、枳壳；女性患者若月经量少或有血块者，加益母草、丹参。

四、毒热型

毒热型多见于红皮病型银屑病。证属心火炽盛兼感毒邪，郁火流窜，入于营血，蒸灼肌肤而发。治宜清营解毒，凉血护阴。用解毒清营汤加减。

生玳瑁 10g 或羚羊角粉 0.6g(冲服)，生栀子 10g，川连面 6g(冲服)，金银花 30g，蒲公英 30g，败酱草 30g，板蓝根 30g，白茅根 30g，生地黄 30g，车前草 30g，生石膏 30g，连翘 15g，紫草根 15g，牡丹皮 15g，石斛 15g，麦门冬 15g。

久病者可选用以下成药：急性期可用龙胆泻肝丸、防风通圣丸；慢性期可用秦艽丸、润肤丸；血瘀型可用银乐丸。

第三节　张志礼论治银屑病

张志礼认为银屑病发病的根本原因是血热，血热可因七情内郁，气滞化热，心火亢盛，热伏营血；或过食辛辣，脾胃失和，气郁化热，复感风热而发病；或外感风热，风热燥盛，肌肤失养，气血失和，久之阴血内耗，夺津烁液，血枯风燥。临床分为八型论治。

一、血热型

血热型多见于进行期。症见皮疹发生及发展迅速，局部潮红，鳞屑不能掩盖红斑，常伴有心慌易怒，口干舌燥，咽喉肿痛，舌质红，苔薄白或黄，脉象弦滑或数。证属内有蕴热，郁于血分而成。治宜清热解毒、凉血活血。药用凉血活血汤加减或白疕一号方。

凉血活血汤：生地黄 30g，白茅根 30g，生槐花 30g，鸡血藤 30g，紫草根 15g，茜草根 15g，赤芍 15g，丹参 15g。

白疕一号方：生地黄 30g，鸡血藤 30g，白茅根 30g，生槐花 30g，紫草根 15g，赤芍 15g，丹参 15g。

加减：病变以上半身为主者，可加红花、凌霄花各 10g；病变以下半身为主者，可加板蓝根 30g，瓜蒌根 15g；风盛痒甚者，加白鲜皮、刺蒺藜各 30g；若夹杂湿邪，舌质淡苔白腻，皮损浸润较深者，加薏苡仁、茵陈各 30g，防己 10g；扁桃体炎诱发者，加大青叶 30g，玄参 15g，山豆根 6g；舌质较黯或有瘀斑，皮疹深红者，加红花、莪术各 10g；大便燥结者，加大黄、栀子各 10g；邪热过盛者，可加清血散 5~10g 冲服(清血散：生石膏、木香、玄参、升麻、滑石各 100g。上药煎汁，取芒硝 500g，合拌后阴干，研末备用)。

二、血燥型

血燥型多见于消退期病程较久，皮疹色淡，很少有新皮损出现，部分呈钱币状或大片融合，有明显浸润，表面鳞屑少，附着较紧；银屑病急性症状已不明显，全身症状不明显；舌质淡红或舌质淡，舌尖红，苔少，脉缓或沉细。证属血虚血燥、肌肤失养，治宜养血活血润肤、健脾除湿，药用养血解毒汤或白疕二号方。

养血解毒汤：生地黄 30g，鸡血藤 30g，土茯苓 30g，薏苡仁 30g，丹参 15g，当归 10g，麦门冬 10g，天冬 10g，白术 10g，枳壳 10g。

白疕二号方：生地黄 15g，鸡血藤 30g，土茯苓 30g，当归 15g，露蜂房 15g，威灵仙 15g，山药 15g。

加减：风盛痒甚者，加白鲜皮、刺蒺藜各 30g，苦参 15g；若脾虚湿盛，症见大便溏泻，下肢水肿，舌质淡有齿痕者，可加茯苓 15g，扁豆、猪苓各 10g；若兼有阴虚血热，舌红少苔，脉沉细者，加槐花 30g，地骨皮 15g，知母 10g；若血虚面色㿠白，脉沉细无力者，加熟地黄、白芍各 15g。

三、血瘀型

血瘀型此型多见于静止期，皮损肥厚，颜色暗红，经久不退，舌质紫黯或见瘀点或见瘀斑，脉涩或细缓。证属湿毒内蕴，气血瘀滞。治宜活血化瘀软坚，除湿解毒。药用活血散瘀汤或白疕三号方。

活血散瘀汤：鸡血藤 30g，鬼箭羽 30g，土茯苓 30g，薏苡仁 30g，白花蛇舌草 30g，三棱 15g，莪术 15g，桃仁 15g，红花 15g，丹参 15g，重楼 15g，陈皮 10g。

白疕三号方：鸡血藤 30g，鬼箭羽 30g，三棱 15g，莪术 15g，桃仁 15g，红花 15g，白花蛇舌草 15g，陈皮 10g。

加减：月经量少或有血块者，可加用益母草；兼见肝郁气滞，情志不舒者，加柴胡、枳壳；阴阳失调者，加当归、熟地黄、首乌藤、钩藤。

四、湿热型

湿热型相当于渗出型银屑病，患者皮损有糜烂渗出如湿疹样改变，多发于腋窝、乳下、会阴等处，鳞屑较薄，呈污褐黏腻状，痒重。可伴胸腹胀满，口苦咽干，食少纳呆，白带量多，清稀或黄臭，大便干或先干后溏，溲赤，舌质红，苔黄腻，脉涩滑数。证属湿热内蕴、郁久化热，治宜清热利湿，凉血祛风。

土茯苓 30g，生薏苡仁 30g，白鲜皮 30g，六一散 30g，生地黄 15g，牡丹皮 15g，苦参 15g，泽泻 15g，车前草 15g，车前子 15g，川草薢 15g，生白术 10g，生枳壳 10g，生芡实 10g，赤石脂 10g，生黄柏 10g。

五、热毒型

热毒型为急性发病，有上呼吸道感染或急性扁桃体炎病史，常伴发热咽痛、全身不适，口干口苦，便秘溲黄，皮损呈泛发性点滴状或融合成片。证属内有蕴热、外感毒邪。治宜清热解毒、凉血除斑。药用银翘散加减。方药组成：蒲公英 30g，败酱草 30g，板蓝根 30g，大青叶 30g，白茅根 30g，白花蛇舌草 30g，金银花 15g，连翘 15g，锦灯笼 15g，山豆根 15g，紫草 15g，茜草根 15g，元参 15g，重楼 15g。

加减：咽部红肿者，可加赤小豆 30g，牛蒡子 15g，金莲花 10g，金果榄 10g；发热加黄芩、知母、生石膏；有红皮症倾向者，加羚羊角粉 0.6g 冲服。

六、寒湿型

寒湿型相当于关节型银屑病，常伴见急性进行期甚至红皮病样银屑病皮损，关节症状与皮肤表现常同时加重或减轻，指（趾）末端关节受累最为常见。证属风、寒、湿毒三气杂至，痹阻经络。急性期为风湿毒热侵袭肌肤。治宜凉血解毒为主。

方药组成：羚羊角粉 0.6g(或生玳瑁粉 3g)（分冲），白茅根 30g，土茯苓 30g，板蓝根 30g，大青叶 30g，白花蛇舌草 30g，生地黄 15g，牡丹皮 15g，赤芍 15g，紫草根 15g，秦艽 15g，金银花 15g，重楼 15g，木瓜 10g。

缓解期为肝肾阴虚、寒湿痹阻。治宜滋补肝肾，温经通络。方药用独活寄生汤合地黄汤加减。鸡血藤 30g，秦艽 15g，天仙藤 15g，桑寄生 15g，丹参 15g，黄芪 15g，麦门冬 15g，乌梢蛇 10g，全蝎 10g，络石藤 10g，木瓜 10g，桂枝 10g，桑枝 10g，独活 10g，羌活 10g，红花 10g，生地黄 10g，熟地黄 10g。

加减：皮屑多时可加重养血药如当归、赤白芍、首乌藤等以润肤止痒，也可配合秦艽丸内服。

七、脓毒型

脓毒型相当于脓疱型银屑病，在银屑病基本损害上出现密集的粟粒状脓疱，部分融合呈浓糊状。病情多呈周期性复发，皮肤潮红，脓疱聚集，伴发热、心烦急，口渴口干，大便秘结，小便短赤，舌红苔黄或少苔呈沟状纹舌，脉涩滑数。证属湿热蕴久，兼感毒邪，郁火流窜，入于营血，蒸灼肌肤而致毒热炽盛，气血两燔。治宜清热凉血，解毒除湿。药用解毒凉血汤加减。

羚羊角粉 0.6g（冲服），土茯苓 30g，生薏苡仁 30g，白鲜皮 30g，白茅根 30g，板蓝根 30g，大青叶 30g，生地黄 15g，牡丹皮 15g，苦参 15g，紫草 15g，金银花 15g，连翘 15g，生石膏 15g。

加减：若病程迁延，病久伤阴，出现口干舌燥、便干尿黄、舌红无苔或沟纹舌，镜面舌，应注意凉血护阴，养阴益气，清解余毒。药用解毒养阴汤加减：南北沙参各 15g，石斛 15g，元参 15g，黄芪 15g，生地黄 30g，金银花 30g，蒲公英 30g，赤芍 15g，薏苡仁 30g，土茯苓 30g，板蓝根 20g，白花蛇舌草 20g，重楼 10g。

八、毒热型

毒热型相当于红皮病型银屑病，急性期症见全身皮肤潮红焮热、肿胀、大量脱屑、毛发爪甲也可脱落，常伴发热烦躁、形寒身热、口干口渴。证属毒热炽盛，郁火流窜，入于营血，以致蒸灼肌肤，血热血燥，皮红脱屑。治宜清营解毒，凉血护阴。

生玳瑁粉 10g 或羚羊角粉 0.6g（冲服），生地黄 30g，金银花 30g，蒲公英 30g，白茅根 30g，板蓝根 30g，车前草 30g，败酱草 30g，生石膏 30g，连翘 15g，紫草根 15g，牡丹皮 15g，石斛 15g，麦门冬 15g，生栀子 10g，川连面 6g。

后期热势渐退，阴液亏耗，气阴两伤，肌肤失养，以致肌肤甲错，层层剥落。治宜养血滋阴润燥，清解余毒。

鸡血藤 30g，何首乌 30g，生地黄 15g，丹参 15g，当归 10g，白芍 10g。

第四节　顾伯华论治银屑病

顾伯华认为营血亏损、生风生燥、肌肤失养而成。风寒风热之邪侵犯肌肤，气机不畅，营血失和，气血阻滞肌肤而成；也有因湿热蕴积，湿热阻滞肌肤而成；病久气血耗伤，血虚风燥，肌肤更失气血之养，皮损更加严重。临床分七型论治。

一、风寒型

风寒型多见于小儿和初发病例或关节炎型。皮损多冬重夏轻。皮疹红斑不鲜，鳞屑色白较厚，搔之易脱。伴有怕冷、关节酸楚或疼痛，瘙痒不甚。舌淡红，苔薄白，脉濡滑。治宜祛风散寒，养血润燥。常用药物：麻黄、桂枝、制川乌、当归、鸡血藤、白鲜皮、苍耳子、白芷、地肤子、乌梢蛇。

加减：若关节畸形、活动受限者，加羌活、独活、威灵仙、桑寄生、桑枝、秦艽，减去苍耳子、白芷。

二、风热血热型

皮损不断增多，颜色焮红，筛状出血点明显，鳞屑增多，瘙痒，或夏季加重，伴有怕热，大便干结，小溲黄赤。舌质红，舌苔薄黄，脉滑数。治宜消风清热，凉血润燥。

常用药物：桑叶、野菊花、赤芍、牡丹皮、白花蛇舌草、草河车、大青叶、白鲜皮、苦参、蒲公英。

三、湿热蕴积型

皮损有浸渍流滋、红斑糜烂，多发于腋窝、腹股沟等屈侧部位，瘙痒，或掌跖有脓疱，多阴雨季节加重，伴有胸闷纳呆，神疲乏力，下肢沉重，或带下增多，色黄，舌苔薄黄腻，脉濡滑。治宜清热利湿，和营通络。

常用药物：苍术、黄柏、草薢、蒲公英、生薏苡仁、土茯苓、猪苓、泽漆、泽兰、忍冬藤、丹参、路路通。

四、血虚风燥型

病情稳定，皮损不扩大或有少数新皮损出现，但皮肤干燥甚者皲裂，小腿前侧肥厚或有苔藓样变。可伴有头晕眼花、面色㿠白，舌淡苔薄，脉濡细。治宜养血祛风润燥。

常用药物：生地黄、熟地黄、当归、赤芍、白芍、红花、鸡血藤、小胡麻、玉竹、白鲜皮、豨莶草、炙僵蚕、乌梢蛇。

五、血瘀型

一般病期较长，反复发作，多年不愈，皮损紫黯、鳞屑较厚，甚者呈蛎壳状，或伴有关节活动不利，舌质有瘀斑，苔薄，脉细涩。治宜活血化瘀，祛风润燥。

常用药物：当归、丹参、三棱、莪术、益母草、桃仁、王不留行、槐花、牡蛎、蝉蜕。

六、肝肾不足型

皮损色淡，鳞屑不多色灰白，伴有腰酸肢软、头晕耳鸣，或阳痿、遗精等，舌胖有齿痕，苔薄，脉濡细。若妇女怀孕时皮疹消失或减轻，产后皮疹出现或加重，伴有月经不调等症状，此属冲任不调。治宜补益肝肾，调摄冲任。

常用药物：熟地黄、当归、白芍、制首乌、仙茅、仙灵脾、黄精、菟丝子、苍耳草、地龙片。

七、火毒炽盛型

火毒炽盛型多属红皮病型或脓疱型。全身皮肤发红，或呈黯红色，甚则稍有肿胀，鳞屑不多，皮肤灼热，或密布散在小脓疱。往往伴有壮热口渴，便干溲赤，舌质红绛，舌苔薄，脉弦滑数。治宜凉血清热解毒。

常用药物：鲜地黄、赤芍、牡丹皮、生栀子、黄芩、紫草、金银花、连翘、地丁、土大黄、生甘草。

第五节 徐宜厚论治银屑病

徐宜厚认为银屑病内因主要在于血的变化，外因主要是风邪的侵犯，即内有血热、血燥、血虚之变，外有风邪或风夹热、夹湿、夹寒之侵，治疗中应注重"肺合皮毛""脾主运化"的理论。

一、风热型

皮疹常在夏季加重，或者感受外邪后恶化，症见脉浮数，舌质红，舌苔薄黄。治法：清热消风，凉血退斑，用消风散加减。

生地黄10g，牡丹皮10g，牛蒡子10g，黄芩10g，红花15g，凌霄花15g，苦参6g，知母6g，荆芥6g，防风6g，蝉蜕6g。

二、风寒型

皮疹往往在冬季加重，或进一步发展，症见脉紧，舌质淡红，苔薄白。治法：疏风散寒，活血调营，用桂枝汤加减。

当归12g，赤芍12g，白鲜皮12g，川芎6g，麻黄6g，杏仁6g，桂枝3g，防风3g，羌活3g，甘草3g。

三、湿热型

皮疹是因为擦药后，刺激或激惹而成，时有渗液或夹有脓疱，脉濡数，舌质红，苔薄黄微腻。治法：渗湿清热，用萆薢渗湿汤加减。

土茯苓30g，忍冬藤30g，蒲公英30g，生薏苡仁15g，丹参15g，萆薢15g，苍术10g，黄柏10g，泽兰10g，猪苓10g，路路通4.5g，川牛膝4.5g，青皮4.5g。

四、血热型

皮疹色红融合成片，或呈地图状或呈红皮状，脉数，舌红、舌苔少。治法：清营凉血，解毒退斑，用清热地黄汤（原犀角地黄汤）加减。

水牛角15g（代替犀角），生地黄30g，银花炭15g，生地榆15g，生石膏15g，寒水石15g，炒丹皮10g，赤芍10g，紫草10g，红花10g，玄参10g，沙参10g，麦门冬10g。

五、血燥型

皮疹淡红，鳞屑较少，舌淡红，苔少，脉细数，病情呈缓解期。治法：滋阴润燥，养血活血，用养血润肤饮加减。

生地黄15g，熟地黄15g，沙参12g，天花粉12g，石斛12g，炒白芍12g，当归10g，天冬10g，麦门冬10g，玄参10g，何首乌10g，钩藤10g。

六、热毒型

皮疹遍布全身，或者皮疹泛发，同时伴有发热、口干喜饮，便秘溲赤，舌红苔少，脉细数。治法：清热解毒，用黄连解毒汤与五味消毒饮化裁。

蒲公英15g，金银花15g，紫花地丁15g，生地黄10g，赤芍10g，黄连6g，黄芩6g，黄柏6g，焦栀子6g。

七、脓毒型

皮疹以大小不等的脓疱为主，舌红，苔黄微燥，脉洪大。治法：清热解毒，托里排脓，用龙胆泻肝汤加减。

金银花 30g，绿豆衣 30g，生薏苡仁 12g，白鲜皮 12g，当归 12g，赤芍 12g，生地黄 10g，连翘 10g，蒲公英 10g，野菊花 10g，黄芪 10g，黄连 6g，黄芩 6g，甘草 6g。

八、血瘀型

皮疹黯红，顽固难退，冬夏均无好转倾向，舌质黯红，舌苔少，脉沉涩。治法：祛风和血，理气通络，用桃红四物汤加减。

丹参 15g，炒槐花 15g，益母草 15g，桑白皮 15g，牡蛎各 15g，生地黄 12g，赤芍 12g，当归 12g，桃仁 6g，红花 6g，川芎 6g，苍耳子 6g。

九、肝肾不足型

患者以老年人为主，或者出现关节疼痛，日久难愈。舌质淡红，苔薄白，脉虚细。治法：滋养肝肾，通痹止痛，用麦味地黄丸加减。

伸筋草 15g，千年健 15g，鬼箭羽 15g，金毛狗脊 15g，钩藤 15g，当归 12g，牡丹皮 12g，生地黄 10g，熟地黄 10g，炒白芍 10g，麦门冬 10g，五味子 4.5g，茯苓 4.5g，泽泻 4.5g。

十、冲任不调型

冲任不调型多见于男女冲任不调，如痛经、不孕、阳痿、性交后皮损加重等。舌质淡红或微黯红，苔少，脉沉细。治法：调补冲任，壮阳和血，用二仙汤加减。

何首乌 15g，丹参 15g，仙灵脾 12g，当归 12g，巴戟天 12g，肉苁蓉 12g，茯苓 10g，菟丝子 10g，仙茅 6g，炒知母 6g，炒黄柏 6g，炒丹皮 6g。

加减：对久病者，应用"男子治肾，女子治肝"的经验，女性患者酌加平肝之品如紫贝齿、代赭石、夜交藤、合欢皮、合欢花等；男性患者酌加温肾之药如鹿角胶、龟甲胶、枸杞子、补骨脂等。对因感染而反复发作者，予大青叶、金银花、蒲公英、玄参各等分，每次 6g 沸水泡饮，每周 2 次以达预防作用。皮损以头面为重者，加用白附子、桑叶、杭白菊、泽泻；以躯干为重者，加用郁金、栀子、柴胡、黄芩；以腰骶部为重者，加用川牛膝、豨莶草、杜仲；以四肢为重者，加用木瓜、桂枝、片姜黄、钩藤。关节炎型加老鹳草、制川草乌、木防己；脓疱病证加白花蛇舌草、七叶一枝花，酌服犀黄丸；红皮证加羚羊角、玳瑁，重用沙参、玄参、石斛。

徐宜厚认为对寻常型银屑病而言，可用一方统领，随症加减治之。主方：

金银花 15g，虎杖 15g，丹参 15g，鸡血藤 15g，生地黄 12g，归尾 12g，赤芍 12g，槐花 12g，大青叶 9g。

加减：皮损以红斑为主加牡丹皮 9g、紫草各 9g；皮损在头部加何首乌 15g、山楂 15g；皮损在腰骶、肘膝部加炒杜仲 9g、熟大黄 6g；有慢性咽炎者加沙参 9g、山豆根 9g。

第六节　艾儒棣论治银屑病

艾儒棣教授师承外科名医文琢之，从事皮肤科临床工作数十年，对脓疱型银屑病的诊治颇有研究。

脓疱型银屑病是银屑病中的一种特殊类型，多因用药不当或外用药刺激而诱发，病情反复，病程长，治疗颇为棘手。自拟加味犀角地黄汤，药用：水牛角粉 20g(先煎)，生地 30g，牡丹皮 15g，赤芍 15g，黄连 8g，黄芩 15g，黄柏 15g，栀子 15g，白花蛇舌草 15g，甘草 6g。治疗本病，独具匠心，取得了满意的疗效。

详探病源紧扣病机：艾老认为，本病病机乃血虚风燥，湿热毒蕴，邪毒聚酿气血为脓，属本虚标实，病分三期。

发疹期以邪实为主，急则治其标，以祛邪为主，清热凉血，解毒除湿止痒，务使邪去则正安；间歇期则为邪实夹正虚，应祛邪兼扶正，清热凉血解毒除湿，养阴健脾；恢复期则为正虚夹余邪，应扶止兼祛邪，重视护阴液，健脾胃，扶正气，并清解余毒，以减少本病的复发。

发疹期临床表现为发病急，高热，全身泛发针头至粟粒大小脓疱，周围及基底潮红，可融合成脓湖，脓疱表浅，很快干涸成污秽痂皮，层层脱落，有腥臭味，腋下、肘窝等褶皱部常因摩擦而湿烂浸渍，自觉灼热痒痛，伴身热口渴，关节肿痛，舌红苔黄腻，脉滑数，一派气血两燔、湿热毒蕴之象。治以清热凉血、解毒除湿止痒，方选加味犀角地黄汤加土茯苓 30g、桑白皮 15g、僵蚕 15g。

间歇期临床表现为体温正常，脓疱大部分吸收结痂，脱屑明显，有少量新发脓疱，皮损温度仍高，瘙痒，下肢皮损恢复较慢，疲倦纳呆，舌红少津，脉细数，乃湿热毒蕴、夹脾虚阴伤之象。治以清热凉血、解毒除湿、养阴健脾，方用加味犀角地黄汤合二至丸加怀山药30g。

恢复期临床表现为皮损颜色变浅变黯，大量脱屑，体倦纳少，口淡乏味，舌红少苔或无苔，脉细数无力，乃阴伤脾虚，余毒未尽之象。治以养阴健脾，清解余毒，方选二至丸合四君子汤、黄连解毒汤加白花蛇舌草30g、玄参20g、石斛15g、山药30g。若脓疱已有半个月未发者，宜用沙参麦冬汤加黄芩10g、栀子10g，以养阴兼清解余毒。

第七节　金起凤论治银屑病

金起凤认为银屑病多因七情内伤，或过食鱼腥、辛辣，致脾失健运，湿热内生；复外感风、热、燥邪，内外合邪，壅滞肌肤而发病。临床主要分为血热、湿热、血燥三型治疗，各型中加减应用很丰富。

一、血热型

相当于银屑病的进行期。皮疹多呈点滴状或小斑片状，色鲜红或潮红，发展迅速，易泛发全身。伴较显著瘙痒、咽干心烦，舌红苔黄，脉弦滑或滑数。证属血热毒盛，热壅血络。治宜清热解毒、凉血活血。用消银一号方（消银解毒汤）：水牛角片15～30g，金银花15～30g，蚤休30g，土茯苓30g，白鲜皮30g，生地黄25g，板蓝根25g，赤芍20g，牡丹皮15g，苦参10～15g，生甘草6g。

加减：若气分热盛，皮损鲜红，舌红、脉数者，加生石膏、黄连、山栀，生石膏清气分实热以护阴，黄连、山栀清心经实热以祛火；若热入营血，舌质绛红，加大方中水牛角片、牡丹皮、金银花的药量，或再加玳瑁粉以增强凉血解毒之效；若皮损色黯呈浸润斑块，舌质可有瘀斑、瘀点者，丹参、莪术以活血化瘀；若咽干口燥，加玄参、沙参养阴润喉；若因咽炎、扁桃体炎诱发者，加山豆根、连翘、玄参清咽利喉；脾虚便溏者，加白术、薏苡仁；大便秘结加生大黄。

二、湿热型

皮损呈斑片状，基底潮红肿胀，伴有轻度渗液结痂，以四肢为甚，瘙痒以夜间为重；舌尖红，苔黄腻，脉弦数。证属湿热偏盛，郁结肌肤而发。治宜清热利湿、凉血解毒，用消银二号：生地黄30g，金银花30g，白鲜皮30g，土茯苓30g，蚤休25g，泽泻15g，赤芍12g，龙胆草10g，炒栀子10g，盐黄柏10g，苦参10g。

加减：渴喜凉饮者，加生石膏、天花粉；瘙痒剧烈者，加玳瑁、地肤子。

三、血燥型

病程较久，皮损呈钱币状或大斑块状，浸润肥厚，色淡或黯红。证属毒热蓄久，伤阴耗血，络瘀热伏，肌肤失养。治宜育阴润燥、清热解毒，佐以活血化瘀，用消银三号或消银解毒汤。

消银三号：生地黄30g，花粉30g，白茅根30g，丹参20~30g，蚤休25g，金银花15~30g，玄参、白鲜皮20g，当归15g，露蜂房15g，威灵仙12g。

消银解毒汤：生地黄30g，天冬30g，鸡血藤30g，紫草20g，当归15g，何首乌15g，露蜂房15g，玄参15g，鬼箭羽15g，麦门冬10g。

加减：兼气虚者，加黄芪、党参、黄精；气滞血瘀甚者，上方去何首乌、露蜂房、紫草，加三棱、莪术、红花；冲任不固，月经不调，或腰膝酸软者，加仙灵脾、巴戟天、菟丝子、补骨脂等。

第八节　管汾论治银屑病

管汾认为银屑病主要因热塞血络或阴伤血燥所致，故治法总是不离清热凉血、养血润燥原则，临床论治分为六型。

一、风盛血热型

风盛血热型相当于银屑病进行期。病情发展快，不断出现新皮疹，色鲜红，可见同形反应，舌红、苔黄，脉弦或滑数。治法：清热凉血祛风，用土槐饮加减。

土茯苓30g，生槐花30g，白茅根30g，白鲜皮30g，生地黄15g，紫草10g，牡丹皮9g，当归9g，首乌9g，蝉蜕6g，露蜂房6g，生甘草3g。

二、风热血燥型

风热血燥型相当于银屑病静止期。皮疹保持稳定，潮红及鳞屑减少，痛痒不甚，舌淡红，苔薄白，脉细濡或沉细。治法：养血滋阴润燥，用养血润肤饮加减。

生地黄、熟地黄、首乌、玄参、二冬、麻仁、蝉蜕、桑叶、生甘草等。

加减：若病邪稽留时久，皮损浸润肥厚，色黯红，舌黯或见瘀点，脉涩或细缓者，须酌加活血化瘀、行气通络之品，如鸡血藤、川芎、桃仁、红花、三棱、莪术、香附、枳壳、陈皮等。

三、热毒夹湿型

除具有典型的银屑病皮疹外，常伴有多数大小不等的浅在性、无菌性脓疱，损害好发于掌跖部，亦有泛发全身者，重者伴发热、口渴、溲赤、便干等全身症状。舌红苔黄或带灰黑苔，脉弦或滑数。治法：清热解毒利湿，用黄连解毒汤合五神汤加减。

黄连、黄芩、黄柏、紫花地丁、金银花、大青叶、车前子、泽泻、薏苡仁、竹叶、蚕沙等。

四、风湿阻络型

本型可侵犯关节，尤以指（趾）、颈椎、骶髂关节为重，可呈类风湿关节炎样病变，关节肿胀疼痛、活动受限，甚至僵硬畸形、弯曲不能伸直，舌淡、苔薄白腻，脉弦滑或濡。治法：活血通络，祛风除湿，用独活寄生汤加减。

独活、桑寄生、秦艽、防风、桂枝、杜仲、牛膝、当归、白芍、川芎、茯苓、甘草等。

五、热盛阴伤型

相当于红皮病型银屑病。全身皮肤呈弥漫性潮红，鳞屑大片脱落，伴不同程度的发热、畏寒、心烦、口渴、溲赤、便干等，舌红绛、无苔或有裂纹，脉滑数。治法：清营凉血养阴，用清营汤合润燥养营汤加减。

生石膏、生地黄、知母、黄连、玄参、天冬、麦门冬、竹叶、连翘、生甘草等。

六、冲任不调型

本型以妇女多见，平素有月经不调史，皮疹在怀孕期减轻或消失，产后复发或加重。治法：调摄冲任，祛风润燥。用二仙汤合四物汤加减。

当归、赤芍、熟地黄、仙茅、仙灵脾、菟丝子、巴戟天、苍耳子、徐长卿等。

管汾喜于上述汤药中加用雷公藤去皮用根 10～25g，认为雷公藤以福建建宁产者为佳，毒性较小。对病程久、瘙痒甚者，喜用虫类搜风药，如蜈蚣、全蝎、乌梢蛇、白花蛇等。对慢性局限性浸润肥厚者，喜用三棱、莪术、穿山甲等活血软坚之品。

第九节　周鸣岐论治银屑病

周鸣岐认为银屑病多由风邪侵袭与素体血热相合而发病，久而耗阴伤血，阴虚血燥，肌肤失养所致。主分风盛血热和风热血燥两型。相应地拟银屑汤Ⅰ号、银屑汤Ⅱ号。银屑汤Ⅰ号意在清热泻火，养阴息风；银屑汤Ⅱ号意在养血活血，通络搜风。因脾胃为生血之源，养血润燥当以脾胃健运为前提，所以无论何型，凡见脾湿不运者，都加健脾利湿的茯苓、薏苡仁、白术、茵陈等。

一、风盛血热型

风盛血热型相当于银屑病进行期。治宜祛风清热，凉血活血解毒，用银屑汤Ⅰ号。方药组成：白茅根 60g，忍冬藤 30g，金银花 30g，生地黄 20g，白鲜皮 20g，地肤子 20g，牡丹皮 15g，威灵仙 15g，丹参 10g，防风 10g，甘草 10g。

加减：热盛者，加黄芩、栀子；夹湿者，加生薏苡仁、茵陈、土茯苓；血瘀重者，加鸡血藤、红花；咽喉肿痛者，加山豆根；痒甚者，加地肤子、蛇床子、刺蒺藜、蝉蜕、露蜂房；头部皮损重者，加露蜂房、白芷；下肢皮损重者，加茜草、牛膝；舌苔黄燥，大便秘结者，加大黄等。

二、风热血燥型

风热血燥型相当于银屑病静止期。治宜养血润燥，疏风活血，用银屑汤Ⅱ号。方药物组成：生地黄 30g，熟地黄 30g，鸡血藤 30g，土茯苓 25g，丹参 20g，玄参 20g，白鲜皮 20g，紫花地丁 20g，当归 15g，威灵仙 15g，白蒺藜

15g，赤芍 15g，麻仁 15g，连翘 15g。

加减：兼阴虚血热者，加知母、黄柏、牡丹皮、生槐花；兼脾虚内湿者，加薏苡仁、白术、茯苓；舌黯或有瘀斑加莪术、漏芦；若斑块消退较慢可加蜈蚣 3 条，研末冲服；大便秘结者，加肉苁蓉。热盛者，加黄芩、栀子；夹湿者，加茵陈、土茯苓、薏苡仁；血瘀重者，加鸡血藤、红花；头部皮损严重者，加露蜂房、白芷；下肢严重者，加茜草、牛膝。

第十节　曲志申论治银屑病

曲志申认为银屑病是内蕴邪热，外感风湿热邪，客于肌肤所致。强调为防止复发，当痊愈后应继续服用一段时间以巩固疗效。其辨证分型治疗方法与徐宜厚的近似，同有风热、湿热、血热、血燥、热毒、脓毒、风寒 7 型；缺少血瘀、肝肾不足、冲任失调 3 型；但多风湿热型，此型应处于风热与湿热之间。从其处方用药来看，两者也大同小异，本辨证的血热型要较徐宜厚的血热型轻，仅为一般风热重症而已，不应伴有高热、红皮病等症。

一、风热型

皮疹发展迅速、色红，初起多发于上半身，鳞屑薄而易剥脱，苔薄白，脉多浮数。治宜消风清热凉血，用消风散加减。药用：生地黄、当归、牡丹皮、胡麻仁、黄芩、牛蒡子、蝉蜕、荆芥、防风、苦参、知母。痒甚者，加地肤子、白鲜皮、蒺藜；热甚者，加栀子、龙胆草、生石膏、大黄。

二、风湿热型

皮损呈钱币状或片状，色淡或棕褐，有湿润或渗液及肿胀感，舌淡或红，舌苔湿润或白滑，脉缓或弦。治宜散风清热渗湿，用散风苦参汤加减。药用：生地黄、白鲜皮、独活、防风、黄芩、黄连、大黄、苦参、菊花、枳壳、木通。

三、湿热型

皮损多发于下肢或皱褶处，如腋下、腹股沟、肘窝、腋窝、乳房、阴部等，皮损淡红，易融合成大片斑块，鳞屑少，有湿润渗液，可呈湿疹样变，抓破出黏液。治宜利湿清热，用治癣汤加减。药用：薏苡仁、泽泻、猪苓、苍术、茵陈、白鲜皮、当归、赤芍、牡丹皮、蝉蜕、苦参、菊花、连翘、木通。

四、血热型

新皮损不断出现，旧皮损不断扩大，多泛发全身。皮疹潮红，鳞屑较多。多伴有口干心烦，遇热痒甚，便秘溲赤，舌质红或红绛，舌苔黄薄，脉数或弦数。治宜清热凉血活血，用治癣汤加减。药用：生地黄、当归、白芍、牡丹皮、苦参、菊花、白鲜皮、蝉蜕。热甚者，加紫草、生槐花、龙胆草、栀子、黄芩、黄连；血瘀者，加桃仁、红花；口渴者，加天花粉、麦门冬；大便秘结者，加大黄、元明粉。

五、血燥型

血燥型多为病程日久，燥热炽盛，耗阴伤血。皮损呈厚硬大片状，鳞屑干厚附着较紧，皮损较稳定，新皮损很少出现，舌质淡或微紫，苔薄白，脉沉缓或沉细。治宜清热养阴润燥、活血凉血，拟经验方治之，其方与养血润肤饮近似。用药：生地黄、当归、白芍、牡丹皮、鸡血藤、玄参、天冬、麦门冬、知母、威灵仙、菊花。

六、热毒型

热毒型相当于红皮病型银屑病，患者全身皮肤弥漫赤红或黯红，覆有薄鳞屑易剥脱。多因治疗不当或外用刺激性药物而致，如轻粉、红粉、斑蝥、大蒜、巴豆、高浓度水杨酸、氮芥等。治宜清热解毒，用黄连解毒汤与五味消毒饮化裁。药用：生地黄、赤芍、栀子、黄芩、黄连、黄柏、金银花、蒲公英、紫花地丁、菊花。

七、脓毒型

脓毒型相当于脓疱型银屑病。初起皮损鲜红灼热，皮疹上有针头大或粟粒大小或更大的脓疱，常融合成片，易反复发作，可伴有高热肿胀疼痛，关节积液。治宜清热解毒排脓，用龙胆泻肝汤与五味消毒饮化裁。药用：生地黄、当归、栀子、黄芩、龙胆草、柴胡、金银花、蒲公英、紫花地丁、野菊花、车前草、泽泻、木通。

八、夹寒型

夹寒型多为机体蕴热，外感风寒或外受寒冷潮湿而引发，多夏轻冬重。

初起皮肤瘙痒，皮损基底色白或淡红，多发于下肢。治宜疏风散寒和营，用桂枝汤加减。药用：当归、赤芍、川芎、桂枝、羌活、独活、防风、白鲜皮、苦参。

第二十九章　银屑病临床用药经验

第一节　中药类

一、常用中药辨证分类

1. 清热凉血药　中医认为银屑病的病因有内外因素共同作用，外可由风寒暑湿燥火侵袭；内因心绪烦扰，内伤七情，或进食辛辣炙煿，鱼虾酒酪，饮食失节，致脾胃受伤，郁久化热等多种因素，使气机壅滞，郁久化火，蕴于血分，发于肌肤，则发为鲜红斑片或鲜红色丘疹，血热生风化燥则干燥白色鳞屑迭出。血分蕴热是银屑病的关键病机。血热证是银屑病中的主要证型之一，银屑病的最主要表现是皮损鲜红或新出皮疹不断增多或迅速扩大，一般还会伴有心烦易怒，小便黄，舌质红或绛，脉弦滑或数的临床症状。清热凉血解毒是血热证基本治则，热壅血络，热极致瘀，宜选凉血活血、凉血散瘀之药。

常用的清热凉血药为紫草、茜草、牡丹皮、生栀子、赤芍、生地黄、大青叶、白茅根、水牛角等。这些药物不只具有清热凉血的功效，还兼有解毒、祛湿、活血、熄风等功效。如紫草具有清热凉血、活血解毒透疹的作用，在《神农本草经》中记载还有利九窍、通水道的作用。牡丹皮具有清热凉血、活血祛瘀的作用，善清营血分的实热，治疗温毒发斑、痈肿疮毒。赤芍具有清热凉血、散瘀止痛的功效，善清肝火。生地具有清热凉血、养阴生津的功效，其性甘寒质润，既能清热又能养阴，是清热凉血的要药。水牛角具有清热凉血、解毒定惊的作用，能治血热妄行斑疹，又能治痈肿疮疡。此外，根据患者兼夹证的不同，亦可考虑加以祛风止痒、祛风除湿、益气养阴之品。

2. 养血润肤药　中医认为，血分蕴热是银屑病的关键病机，血热盛耗液伤津，营血亏耗，生风化燥，肌肤失于滋养，干燥白色鳞屑迭出。血燥证也是银屑病常见的证型，血燥证型银屑病常见于缓解期银屑病。其病期多较久，皮损暗红或皮损肥厚浸润，经久不退，常反复发作，皮损呈钱币状或地图状，皮肤干燥，常伴有肌肤甲错，面色黧黑或唇甲青紫；女性月经色暗，或夹有血块；舌质紫暗或有瘀点、瘀斑；脉涩或细缓等症状。养血润燥、祛风止痒是血燥证基本治则。基于"津血同源"理论，血虚可致血燥，阴虚亦可致血燥。临床常用养血润肤药物。

有学者经过统计共有 198 味药物可用于治疗血燥证型银屑病，最多的当归使用频数为 127 次，用药频数在 13 次以上的药物有当归、生地黄、白鲜皮、土茯苓、生甘草、丹参、牡丹皮、防风、白芍、何首乌、川芎、玄参、熟地黄、蝉蜕、鸡血藤、乌梢蛇、黄芪、苦参、麦门冬、荆芥、金银花、紫草、黄芩、红花、白蒺藜、白术、连翘、地肤子、桃仁、天冬、大青叶、蜈蚣、板蓝根、火麻仁、露蜂房、草河车、知母、黄柏、全蝎等，占到总用药频数的 75.1%。其中，当归具有补血调经、活血止痛、润肠通便的功效，甘温质润，为补血圣药。白芍具有养血敛阴、柔肝止痛、平抑肝阳的作用，现代药理研究白芍具有免疫调节的作用。鸡血藤具有行血补血、调经、舒筋活络的作用，其苦而不燥、温而不烈、性质和缓，补而不滞。此外，中医认为"有形之血不能自生，生于无形之气""脾为气血生化之源"，补血常需配伍健脾益气药物，如黄芪、山药、白术、党参等。血虚常兼见阴虚，是故亦常配合滋阴润燥药物如麦门冬、沙参、石斛、玉竹、黄精等。

3. 活血理气药　血瘀证也是银屑病中的主要证型之一。中医学认为，凡是脱离经脉的血不能及时排出和消散，停留体内，或血行不畅，壅遏于经脉之内，及瘀积于脏腑组织器官的，均称"瘀血"。由瘀血内阻而引起的病变，称为"血瘀证"。

血瘀证多见皮损暗红、暗紫或鳞屑干燥，往往伴有口干咽燥、舌质暗淡，舌苔少或薄白、脉细或细数等临床症状。中医学认为寻常型银屑病的发病与"血"有关，其病理过程是血热→血燥→血瘀。血热导致血燥，进而导致血瘀是其病理转化的主轴。另外，银屑病又是一慢性病理过程，病程迁延日久，也必致血，故血瘀是本病的关键。研究表明，血瘀证实质上与循环系统血液黏度增高、凝血活性增强、血小板异常、纤溶亢进等有关。因此，降低银屑病患者的血液黏稠度改善微循环内血液瘀滞，有利于银屑病的缓解，这与中医的基本治疗原则是相吻合的。

常用的活血化瘀药物为丹参、鸡血藤、赤芍、桃仁、红花、川芎、三棱、莪术等。丹参具有活血调经、祛瘀止痛、凉血消痈、除烦安神功效，丹参是寒性药物，适合银屑病的热瘀之证。前面已说过赤芍能凉血活血，鸡血藤活血补血，适合于银屑病热、虚、瘀兼见。桃仁具有活血祛瘀、润肠通便功效，红花能活血通经祛瘀止痛，两者常相需为用，活血之力更强，有破血之功，去有形之瘀。川芎活血行气，祛风止痛。为血中之气药，具有通达气血功效，能上行头目，祛风止痛。三棱、莪术具有破血行气、消积止痛的作用，属于破血逐瘀药，药性峻猛，用于瘀血时间长、程度重的有形之瘀。往往用于顽固的斑块状银屑病。

活血化瘀药物，其作用强弱不同，要根据具体情况选择。气血之间关系密切，中医讲"气行则血行"使用活血药时，常配伍行气药物。另外还要针对瘀血的原因或兼证进行配伍，常配伍温经散寒、清热凉血、化痰除湿、祛风除湿益气药物等。

本类药物行散力强，易耗血动血，不宜用于妇女月经过多者，忌用于孕妇。老人、儿童等身体虚弱者亦要慎重使用。临床要由医生根据患者的具体情况选择应用。

4. 银屑病其他证型中药选择　银屑病除了血热、血燥、血瘀三种证型外，还有很多其他证型，如血虚型、血寒型、血毒型。

(1)血虚型：多见于老年患者或关节病型银屑病、静止期寻常型银屑病，或病久不愈者。患者多表现为面色无华或萎黄，唇色淡白，爪甲苍白，常有爪甲病变或凹陷点或增厚；皮肤干燥脱屑，基底白屑迭起，痒较甚，伴有头晕目糊、心悸失眠、手足麻木、腰酸乏力、关节酸痛、舌苔白、脉细弱。治宜养血润肤，常用药物有熟地黄、黄芪、丹参、制何首乌、鸡血藤、乌梢蛇、当归、炙甘草等。临床上可采用内服当归饮子加减。

(2)血寒型：症见皮损色淡红，鳞屑色白较厚，皮肤干燥；常冬季加重或复发，夏季减轻；病期多较久；伴有形寒肢冷等阳虚血寒之全身症状，关节酸楚疼痛，奇痒不堪；舌苔薄白，脉紧。治宜温血散寒，常用桂枝、麻黄、当归、赤芍、制川乌、鸡血藤、附子、细辛、通草、黄藤等药物。

(3)血毒型：常见于红皮病型银屑病、泛发型银屑病或脓疱型银屑病。患者常见全身皮肤发红或呈暗红色，甚者可有肿胀；鳞屑不多，皮肤灼热；

常伴有发热关节痛、全身不舒、便秘、溲赤、口干、舌薄黄、脉滑数。治宜清解血毒，常用黄连、生栀子、牡丹皮、生地黄、犀角、羚羊角、黄藤、青黛、生甘草、紫草、紫花地丁、土大黄等药物。

二、常用中药列举

1. 紫草根　性味苦寒，入肝心包经，功能凉血活血、清热解毒透疹，长于清理血分之热，可治一切血热妄行之实火病，一般用量10～15g。皮肤科临床主要用于清血热，配赤芍、生槐花、白茅根、生地黄，更加强凉血之功效，常用于血热型银屑病、结节性红斑、过敏性紫癜、玫瑰糠疹等红斑出血性疾患；配大青叶、板蓝根可治扁平疣；配金银花、连翘、蒲公英可凉血解毒，用于疮痈疖肿等皮肤感染性疾患及丹毒；配山豆根、牛蒡子可治疗咽喉肿痛。紫草用植物油炸或浸泡后滤过取汁可外用于烧烫伤、虫咬伤等，有消炎、止痛、止痒之效。现代药理学研究紫草根含有乙酰紫草醌，有抗菌、抗炎作用，并对金黄色葡萄球菌及多种浅部真菌有抑制作用，乙酰紫草醌局部应用可促进创伤愈合。

2. 茜草根　性味苦寒，入心肝经，功能凉血止血、活血祛瘀、通经活络，一般用量10～15g。皮肤科临床配紫草根、白茅根治疗血热引起的皮肤病（见紫草）；配大蓟、小蓟、牡丹皮重在凉血止血，可治疗出血性疾患、紫癜、血管炎等；配桃仁、红花、赤芍可活血通络，治疗跌打损伤、关节疼痛、瘀滞、皮肤肿痛及结节性红斑、风湿性红斑等。现代药理学研究本品含紫茜素，动物试验可缩短出血凝血时间，有止血作用，对金黄色葡萄球菌、白色葡萄球菌均有一定抑制作用，并有止咳祛痰作用。

3. 牡丹皮　性味辛苦凉，入心肝肾经。功能清热凉血、活血消瘀，长于凉血热、行血滞，一般用量10～15g。皮肤科临床配犀角、赤芍、生地黄治疗血热炽盛，皮肤发斑的疾病如红皮症、药疹、系统性红斑狼疮急性发作、皮肌炎急性发作等；配青蒿、地骨皮可治热伏血分、夜热早凉或低热缠绵的皮肤病如贝赫切特综合征、系统性红斑狼疮的后期等；配桂枝、桃仁、茯苓可活血行瘀，用于血管炎、结节性红斑、硬红斑等；配乳香、没药、赤芍可治跌打损伤疼痛。现代药理学研究本品含牡丹酚、牡丹酚原甙及挥发油，在试管内对葡萄球菌、大肠埃希菌等有抗菌作用，牡丹皮浸液在试管内对铁锈色小芽孢菌等10余种浅部真菌有抑制作用，并能降低血管的通透性，消浮肿。

4. 栀子　性味苦寒，入心肝肺胃三焦经，功能清热泻火、除烦利湿，并凉血解毒，炒炭可以止血。长于清心火、泻三焦之湿热，一般用量5~10g。皮肤科临床配黄连、连翘、黄芩、生地黄、牡丹皮可凉血解毒、清热泻火，治疗火毒炽盛、气血两燔而引起的皮肤病、过敏性皮炎、药疹、丹毒、红皮症等；配菊花、甘草可治头面部红斑类皮肤病，特别是眼周围皮炎或红眼病等；配茅根、生地黄、牡丹皮可凉血止血，治疗出血性皮肤病如过敏性紫癜、血管炎等。现代药理学研究本品含酮类栀子素，对溶血性链球菌、许兰黄癣菌、红色毛癣菌等浅部真菌有抑制作用，并有退热、利胆作用。

5. 芍药　性味酸苦凉，入肝脾经，有白芍、赤芍之分，白芍功能养血柔肝，止痛敛汗，可治血虚引起的自汗、盗汗及腹痛。赤芍功能活血凉血、消肿解毒止痛，一般用量10~15g。临床用白芍配当归及熟地黄，用于由血虚引起的皮肤瘙痒或出血性皮肤病，如老年皮肤瘙痒或产后皮肤瘙痒，亦用于血小板减少性紫癜。赤芍配牡丹皮、生地黄多于血热引起的皮肤病，如过敏性紫癜、玫瑰糠疹、环状红斑等。赤白芍两者合用可养血润肤、活血止痒润燥，用于银屑病血燥型、老年性皮肤干燥瘙痒；配柴胡、郁金可治疗由肝气郁滞而引起的黄褐斑、荨麻疹等。现代科学研究，本品主要含芍药苷，有解痉作用。动物实验对狗后肢血流量可增加，有镇痛、镇静抗惊厥作用。芍药煎剂在试管内对金黄色葡萄球菌及志贺痢疾杆菌有抑制作用，配剂能抑制绿脓杆菌。煎剂1:40对疱疹病毒有抑制作用，对某些致病性皮肤浅部真菌亦有抑制作用。

6. 生地黄　性味甘苦凉，入心肝肾经，功能清热凉血、养阴生津，鲜生地黄清热凉血作用大，干生地黄滋阴凉血作用大，生地黄炭可凉血止血并清血分毒热，一般用量15~30g。皮肤科临床取鲜生地黄配金银花、连翘等可清热解毒凉血，治疗痈疖丹毒等感染性皮肤病；取干生地黄配青蒿、地骨皮可滋阴凉血，清血分毒热，用于严重皮肤病后低热不退；配侧柏叶、生荷叶可凉血止血，用于血热毒盛、皮肤发斑；配黄芩、牡丹皮用于急性湿疹、急性皮炎等红斑类皮肤病；配元参、麦门冬可用于热盛伤阴引起的肠燥便秘。现代药理学研究本品含甘露醇、葡萄糖、地黄素、生物碱等物质，在试管内对一些浅部真菌有一定抑制作用。

7. 大青叶　性味苦寒，入肝心肺胃经。功能清热解毒、杀虫、凉血消斑，既能清心胃热毒，又能泻肝胆实火。可治疗温热疫毒、喉痛、丹毒等症，一般用量15~30g。皮肤科临床配板蓝根、紫草可泻火解毒，治疗一切感染性皮肤疾病如丹毒、深脓疱病，特别对于病毒感染更为有效，如带状疱疹、单纯疱疹、腮腺炎、扁平疣、传染性软疣等；配生地黄、栀子、赤芍可清火化斑，治疗紫癜病、环状红斑、荨麻疹等；配元参、山豆根可治疗口疮、咽喉肿痛、口唇糜烂等；鲜大青叶捣烂外敷局部，有消肿止痛之效，可治疗急性炎性肿块。现代药理学研究本品含黄酮类、靛甙、黄色素、鞣质、靛红烷B等，有抗菌作用，对金黄色葡萄球菌、溶血性链球菌有抑制作用，对痢疾杆菌有杀菌作用，能降低兔的毛细血管通透性，并有抗病毒作用。

8. 板蓝根　性味苦寒，入心肺经，功能清热解毒杀虫、凉血消斑，作用与大青叶相似，一般用量15～30g。皮肤科临床常用于细菌感染性皮肤病及病毒性皮肤病，配白茅根、紫草根、茜草根可解毒消炎，用于皮肤血管炎、结节性红斑、硬节性红斑病等；配赤芍、连翘、蒲公英可清热解毒，治疗丹毒、痈、疖等；配大青叶、薏苡仁治疗疣证；单味板蓝根煎服，可治疗喉痛、流感。现代科学研究本品含靛甙、芥子甙及蒽醌类物质，有抗菌及抗病毒作用。

9. 土茯苓　性味甘淡平，入肝胃经。功能解毒、除湿、利关节，又可解汞毒，治疗梅毒、疔疮、痈肿、瘰病等，一般用量10～30g。皮肤科临床单味煎服可治杨梅疮毒；配白茅根可治血淋；配生槐花、甘草可除温解毒，治疗亚急性湿疹、皮炎、脂溢性皮炎、银屑病等，配薏苡仁、车前子可治疗天疱疮；配夏枯草、牡蛎可治瘰病；配天仙藤、鸡血藤可治疗皮肤病伴关节痛者，如关节型银屑病；配赤石脂、芡实可治疗湿浊白带引起的外阴瘙痒及湿疹等。现代科学研究含生物碱、挥发油、鞣酸等，能解汞中毒。

10. 丹参　性味苦微寒，入心肝经，功能活血祛瘀、安神宁心、排脓止痛，亦有认为可破宿血、补新血。一般用量10～20g。皮肤科临床配当归、泽兰、益母草可治气血凝滞所致的皮肤病，兼见闭经、关节疼痛，如系统性红斑狼疮、皮肌炎等；配乳香、没药、当归可治血栓闭塞性脉管炎；配桃仁、红花、黄芪可治硬皮病，配金银花、连翘、乳香、穿山甲可清热解毒，活血消肿，治疗痈疖等感染性皮肤病；配元参、生地黄、黄连可养阴清血分之热，可治疗急性发热性皮肤病如疱疹样脓疱病、系统性红斑狼疮、剥脱性皮炎等引起的心烦不眠；配首乌藤、柏子仁、酸枣仁可养血宁心，治疗神经性皮炎、皮肤瘙痒症；丹参一味做成注射液静脉滴注或肌内注射可治疗湿疹、硬皮病、静脉炎等。现代药理学研究本品含丹参酮及维生素E，对中枢神经系统有镇静作用；对绿脓杆菌及某些致病性皮肤浅部真菌有抑制作用，对金黄色葡萄球菌有抗菌作用。可改善外周循环。加快循环的血流量，增加毛细血管网的作用，增加冠脉血流量，可促进组织再生，并可抑制过度增生的成纤维细胞及肿瘤细胞生长，对机体代谢、免疫系统有一定影响。

11. 鸡血藤　性味苦甘温，入心脾经，功能养血活血、舒筋止痛，可以去瘀血，生新血，为强壮性之活血补血药，一般用量为 15～30g。皮肤科临床配丹参治疗血燥、血瘀而引起的肌肤甲错、皮肤肥厚、瘙痒；配秦艽治疗由经络阻隔、气血瘀滞而引起的肢体麻木、关节疼痛，如系统性红斑狼疮、麻风病、硬皮病的关节痛等。

12. 红花　性味辛温，入心肝经，功能活血通经、祛瘀止痛、散肿消斑。能通男子血脉、通妇人经水。一般用量10g。皮肤科临床常用红花治疗气滞血瘀、经络阻隔凝聚肌肤血脉引起的皮肤病。配赤芍、紫草根、牛膝可治结节性红斑、硬红斑；配苏木、桃仁、赤芍可治结节性静脉炎、血管炎等；配桂枝、黄芪、丹参、茯苓可治硬皮病；配三棱、莪术可治血瘀型银屑病、皮肤肿块、细胞浸润及肉芽肿等病；配桃仁、丹参、乳香、没药可治跌打损伤的疼痛；1%红花酒外擦可促进皮肤血液循环，预防褥疮。现代药理学研究本品含红花黄色素及红花苷。对血管、肠管、气管平滑肌有不同程度的兴奋作用，对子宫有收缩作用，对冠状动脉有扩张作用。

13. 桃仁　性味苦甘平，入心肝大肠经，功能活血破瘀、润肠通便，可治皮肤凝聚之血、皮肤血热瘙痒，一般用量10g。皮肤科临床常配红花、当归、赤芍等同用，以增强活血破瘀止痛的效果，可治血热风燥引起的皮肤瘙痒；配红花、牡蛎、夏枯草可软坚散结，治疗皮肤肿块及结节性皮肤病；配僵蚕、黄芪、丹参、桂枝、茯苓可治硬皮病、血管炎等；配大黄、穿山甲、红花可消痈肿，治跌打损伤的疼痛。现代药理学研究本品含苦杏仁苷、挥发油、脂肪油、苦杏仁酶等，有抗凝血作用及溶血作用，对结核杆菌有抑制作用。

14. 三棱　性味辛苦平，入肝脾经，功能行气破血、软坚止痛。可破血中之气，治气血凝滞、症瘕积聚、跌打损伤、疮肿坚硬等，一般用量5～10g。皮肤科临床配桃仁、红花、莪术用于一些气血瘀滞而引起的皮肤硬块、瘢痕疙瘩、无名肿毒(坚硬)、静脉炎、肥厚大片的银屑病等(三棱与莪术常共用，但活血之力三棱优于莪术，行气之力莪术优于三棱)；配黄芪、党参、白术可调和气血，软坚散结，治疗硬皮病、覃样肉芽肿、结节性血管炎等。

15. 当归　性味甘辛温，入肝心脾经，功能补血和血、活血止痛、润肠通便，可破恶血养新血，补五脏，生肌肉，为常用之补血药。当归头止血，当归身和血，当归尾破血，一般用量 5～10g。皮肤科临床配白芍、熟地黄用于血虚引起的皮肤病、紫癜、皮肤瘙痒等；配党参、黄芪，用于系统性红斑狼疮、皮肌炎等全身虚弱性皮肤疾患；配赤芍、红花、丹参，可活血化瘀，止痛，治疗皮肤血管炎、静脉炎、血栓闭塞性脉管炎、带状疱疹等；配黄芪、黄连、瓜蒌、木香，可治诸疮肿已破或未破、焮肿甚者。现代研究本品含挥发油，主要成分有蔗糖、维生素 B_{12}、维生素 A，此外还含烟酸、亚叶酸、β-谷甾醇等，当归能保护肝脏，防止肝糖原减少，能抗恶性贫血，并有镇痛、镇静、消炎作用，煎剂在试管内对溶血性链球菌有抗微生物作用。

16. 苍术　性味苦辛温，入脾胃经。功能健脾燥湿、祛风除湿，并可发汗，因其气辛烈，故强胃健脾，善治上中下之湿，宣化痰饮，芳香辟秽，但不宜用于有内热者，一般用量 5～10g。皮肤科临床配白术、茯苓、泽泻可健脾燥湿，治疗一切蕴湿不化，下肢肿胀，脘腹胀满的病如天疱疮湿盛型、慢性湿疹、带状疱疹脾湿型、银屑病寒湿型；配厚朴、陈皮、车前子可治脾为湿困的皮肤病常伴有食欲缺乏，胸闷呕恶，腹胀泄泻，舌苔白腻等如湿疹、疱疹样皮炎等；配黄柏可清热燥湿，治疗湿热下注、女阴溃疡、下肢皮肤湿痒。苍术与白术均可健脾燥湿，但白术偏于健脾燥湿止汗，苍术偏于健脾燥湿发汗；生白术可用于湿盛微有热者，而苍术则遇有内热者不宜应用。现代科学研究本品含挥发油 5%～9%，油中主要成分为苍术醇、苍术酮、桉叶醇等，并含有丰富的维生素 A。

第二节　中成药类

一、银屑病血热证中成药

1. 消银颗粒（胶囊或片）

（1）药物组成：地黄、牡丹皮、赤芍、当归、苦参、金银花、玄参、牛蒡子、蝉蜕、白鲜皮、大青叶、红花、防风。

（2）用法用量：口服。颗粒剂：1 次 3.5g，开水冲化，1 日 3 次，1 个月为 1 个疗程。片剂：1 次 5～7 片，1 日 3 次，1 个月为 1 个疗程。胶囊：1 次 5～7

粒，1日3次，1个月为1个疗程。

（3）功能主治：清热凉血，养血润燥，祛风止痒。用于血热风燥型白疕和血虚风燥型白疕。症见皮疹为点滴状，基底鲜红色，表面覆有银白色鳞屑，或皮疹表面附有较厚的银白色鳞屑，较干燥，基底淡红色瘙痒较甚等。

（4）方解：方中地黄甘润苦泄寒清，善滋养阴血、清解血分之热；玄参苦寒清泄，咸又入血，善清热凉血、滋阴解毒；牡丹皮苦泄辛行微寒，善清热凉血、活血化瘀。三药合用，既凉血清热，又滋养阴血，故共为君药。

金银花甘寒清热，芳香疏透，善散肌表之风热，并清解热毒；大青叶苦寒清泄，入血分而善清热凉血；当归甘补辛散，既活血祛风，又补血润肤；赤芍苦泄微寒，既除血分郁热，又善活血散瘀；红花辛散温通，善活血散瘀。五药合用，既助君药凉血、养血，又兼疏散风热，故共为臣药。

苦参、白鲜皮苦寒清燥，既清热燥湿，又祛风杀虫止痒。防风辛散，温而不热，善祛风胜湿、止痒；牛蒡子辛散苦泄寒清，善散风清热解毒；蝉蜕甘寒质轻，疏散清透，善疏风清热止痒。合而用之，既助君臣药清热，又能祛风止痒，故共为佐药。

全方配伍，清凉苦燥，辛散润补，共奏清热凉血、养血润肤、祛风止痒之功，故善治血热风燥型白疕和血虚风燥型白疕，症见皮疹为点滴状、基底鲜红色、表面覆有银白色鳞屑，或皮疹表面覆有较厚的银白色鳞屑、较干燥、基底淡红色、瘙痒较甚。

（5）注意事项：孕妇禁用。脾胃虚寒者慎用。服药期间忌食辛辣、油腻食物及海鲜等发物。儿童用量宜减或遵医嘱。

2. 复方青黛胶囊（丸）

（1）药物组成：马齿苋、土茯苓、白鲜皮、白芷、青黛、紫草、丹参、蒲公英、贯众、粉萆薢、乌梅、五味子、焦山楂、建曲。

（2）用法：胶囊：口服，每次4粒，每天3次，1个月为1个疗程，一般服用1～3个疗程。水丸：口服，1次6g，1日3次。

（3）功能主治：清热凉血，解毒消斑。用于血热所致的白疕、血风疮，症见皮疹色鲜红、筛状出血明显、鳞屑多、瘙痒明显，或皮疹为圆形、椭圆形红斑、上附糠状鳞屑、有母斑；银屑病进行期、玫瑰糠疹见上述证候者。

（4）方解：方中青黛、紫草清热凉血消斑，为君药。土茯苓、萆薢、蒲公英、马齿苋、贯众清热解毒利湿；丹参活血化瘀；白鲜皮、白芷、乌梅、五味子散风除湿止痒，生津润肤，共为臣药。建曲、山楂醒脾开胃，二药相伍既可健脾开胃，又可防止苦寒伤正，为佐药。诸药共奏清热凉血、解毒消斑之功。

（5）临床应用

1）白疕：因血热所致。症见点滴至钱币状浸润丘疹不断出现，或旧皮损面积扩大，上覆多层银屑，刮之可见薄膜现象，筛状出血，瘙痒明显，伴有心烦、口渴、咽痛、便干；银屑病进行期见上述证候者。

2）血热疮：因血热所致。症见淡红色椭圆形斑片沿皮纹长轴分布，边缘覆盖干燥细碎鳞屑，伴有轻重不同的痒感，常见心烦、口渴、性情急躁、大便干燥、小便微黄；玫瑰糠疹见上述证候者。

（6）不良反应：胃部不适、腹痛、稀便等消化道症状。禁忌：孕妇、脾胃虚寒及胃部不适者慎用。

3. 克银丸

（1）药物组成：土茯苓、白鲜皮、北豆根、拳参。

（2）用法：口服。浓缩大蜜丸1次2丸；浓缩水蜜丸1次10g（100粒），1日2次。

（3）功能主治：清热解毒，祛风止痒。适应证：用于皮损基底红，便秘，尿黄属血热风燥证银屑病。

（4）方解：方中土茯苓解毒除湿，为君药。白鲜皮清热解毒，祛风止痒；北豆根、拳参清热解毒、凉血止血，共为臣药。诸药合用，共奏清热解毒、祛风止痒之功。

（5）临床应用：白疕：因血热风燥所致。症见皮损基底红，呈点滴状或片状，表面覆有白色鳞屑或鳞屑较厚，刮之可见薄膜现象，筛状出血，瘙痒、舌基底红、便秘、尿黄；银屑病见上述证候者。

（6）不良反应：本品可致肝功能损害，肝功能异常者禁用。

（7）注意事项：饮食宜清淡，忌食辛辣食物。

4. 丹青胶囊

（1）药物组成：青黛、紫草、牡丹皮、白鲜皮、苦参、土茯苓、地肤子、玄参、柏子仁、威灵仙、乌梢蛇、甘草。

（2）功能主治：用于治疗寻常型银屑病进行期，冬季型，属血热或兼血瘀证。症见皮肤红斑、鳞屑、浸润肥厚、瘙痒、心烦、口渴或口干、便秘、溲黄等。

（3）用法用量：饭后半小时，温开水送服。1次4粒，1日3次，1个疗程

8 周。

（4）不良反应：腹痛、腹泻、肠炎、胃脘不适、恶心、反酸、轻中度便秘、轻度头晕、心烦。偶见 ALT 升高，停药后可恢复。

（5）注意事项：①丹青胶囊过敏体质者禁用。②服药期间禁忌辛、辣、酒、海鲜、羊肉。③少儿，老人，腹痛、腹泻、肠炎、脾肾虚弱患者减半服用，或在医师的指导下使用。④过敏体质者慎用。

5. 消风止痒颗粒

（1）药物组成：防风、蝉蜕、苍术（炒）、地黄、地骨皮、当归、荆芥、亚麻子、石膏、甘草、木通。

（2）功能主治：消风清热，除湿止痒。主治丘疹性荨麻疹，也用于湿疹、皮肤瘙痒症。

（3）用法用量：口服。1 岁以内 1 日 1 袋；1 ~ 4 岁，1 日 2 袋；5 ~ 9 岁，1 日 3 袋；10 ~ 14 岁，1 日 4 袋；15 岁以上，1 日 6 袋。分 2 ~ 3 次服用；或遵医嘱。

（4）不良反应：尚不明确。

（5）注意事项：①服药期间忌食鲜鱼海腥、葱蒜辛辣等物。②若有胃痛或腹泻，可暂停服药。

二、银屑病血燥证中成药

1. 润燥止痒胶囊

（1）药物组成：何首乌、制首乌、生地黄、桑叶、苦参、红活麻。

（2）用法：口服。1 次 4 粒，3 次/日，2 周为 1 个疗程；或遵医嘱。

（3）功能主治：养血滋阴，祛风止痒，润肠通便。用于血虚风燥所致的皮肤瘙痒，痤疮，便秘。

（4）临床应用

1）风瘙痒：由气血亏虚，生风化燥所致。症见病程日久，以老年患者多见，可有脱屑，抓破后血痕累累，伴头晕眼花、失眠多梦、舌红、苔薄白、脉细数或弦数；肝胆疾患见上述证候者。

2）便秘：由阴虚肠燥所致。症见大便干燥难下，腹部胀满，按之作痛，口干或口臭，舌红，舌苔黄燥，脉滑实；功能性便秘患者见上述证候者。

（5）注意事项

1）因糖尿病、肾病、肝病、肿瘤等疾病引起的皮肤瘙痒，不属本品适应范围。

2）切忌用手挤压患处，如有多量结节、囊肿、脓疱等应去医院就诊。

3）不宜滥用化妆品及外涂药物，必要时应在医师指导下使用。

4）患处不宜用热水洗烫。

5）本品含有何首乌，根据国家药品不良反应监测中心发布的药品不良反应信息通报（第61期），口服何首乌及其成方制剂可能有引起肝损伤的风险，超剂量、长期连续用药等可能会增加此风险。

2. 苦丹丸

（1）药物组成：丹参、苦参、红花、赤芍、牡丹皮、当归、何首乌、白鲜皮、荆芥、金银花、莪术、三棱、生地黄、玄参、蝉蜕。

（2）用法：口服，1次6g，1日3次，或遵医嘱。

（3）功能主治：具有养血润燥，凉血化瘀，祛风止痒的功效。适用于血虚风燥型的寻常型银屑病，症见皮损干燥，鳞屑较多，伴有明显瘙痒等。

3. 紫丹银屑胶囊

（1）药物组成：紫硇砂、决明子、附子（制）、干姜、桂枝、白术、白芍、黄芪、丹参、降香。

（2）功能主治：养血祛风，润燥止痒。用于血虚风燥所致的银屑病。

（3）用法用量：口服。1次4粒，1日3次。

（4）不良反应：尚不明确。

（5）注意事项：孕妇忌服。

4. 润肤丸

（1）药物组成：桃仁、红花、熟地黄、独活、防风、防己、粉丹皮、川芎、全当归、羌活、生地黄、白鲜皮。

（2）功能主治：活血润肤，散风止痒。用于牛皮癣（白疕风），鱼鳞癣（蛇皮癣），皮肤淀粉样变（松皮癣），毛发红糠疹，脂溢性湿疹，皲裂性湿疹（鹅掌风）。

（3）用法用量：口服。每次6g，每日2次。

（4）不良反应：尚不明确。

5. 当归饮子丸

（1）药物组成：当归、生地黄、白芍、川芎、何首乌、荆芥、防风、刺蒺藜、黄芪、甘草。

（2）功能主治：养血润燥。主治银屑病血虚风燥证。

（3）用法用量：口服。每次 6g，每日 2 次。

（4）不良反应：尚不明确。

6. 乌蛇止痒丸

（1）药物组成：乌梢蛇（白酒炙）、防风、蛇床子、苦参、黄柏、苍术（泡）、人参须、牡丹皮、蛇胆汁、人工牛黄、当归。

（2）功能主治：养血祛风，燥湿止痒。风湿热邪蕴于肌肤所致的瘾疹、风瘙痒，症见皮肤风团色红、时隐时现、瘙痒难忍，或皮肤瘙痒不止、皮肤干燥、无原发皮疹；慢性荨麻疹、皮肤瘙痒症见上述证候者。

（3）用法用量：口服。1 次 2.5g（约 20 丸），每日 3 次。

（4）不良反应：尚不明确。

（5）注意事项：①孕妇禁用；儿童在成人监护下遵医嘱使用。②服本药时不宜同时服黎芦、五灵脂、皂荚或其制剂；不宜喝茶和吃萝卜，以免影响疗效。③因糖尿病、肾病、肝病、肿瘤等疾病引起的皮肤瘙痒，不属本品适应范围。④感冒时不宜服用本药。⑤服药期间宜食清淡、易消化食物，忌食辛辣、油腻食物。⑥患处不宜用热水洗烫。⑦不宜滥用护肤、止痒的化妆品及外用药物。必须使用时，应在医师指导下使用。⑧对本品过敏者禁用，过敏体质者慎用。

7. 湿毒清胶囊

（1）药物组成：地黄、当归、丹参、蝉蜕、苦参、白鲜皮、甘草、黄芩、土茯苓。

（2）功能主治：养血润燥，化湿解毒，祛风止痒。用于血虚风燥所致的风瘙痒，症见皮肤干燥、脱屑、瘙痒，伴有抓痕、血痂、色素沉着。

（3）用法用量：口服。1 次 3～4 粒，每日 3 次。

（4）不良反应：尚不明确。

（5）注意事项：①忌烟酒、辛辣、油腻及腥发食物。②用药期间不宜同时服用温热性药物。③儿童、老年、哺乳期患者及患有其他疾病者应在医师指导下服用。④因糖尿病、肾病、肝病、肿瘤等疾病引起的皮肤瘙痒，不属本品适应范围。⑤患处不宜用热水洗烫。⑥服药 7 天症状无缓解，应去医院就诊。⑦对本品过敏者禁用，过敏体质者慎用。

三、银屑病血瘀证中成药

1. 郁金银屑片

（1）药物组成：秦艽、郁金（醋制）、莪术（醋制）、当归、桃仁、红花、马钱子粉、土鳖虫、乳香(醋制)、香附(酒制)、大黄、木鳖子(去壳砸碎)、雄黄、石菖蒲、关黄柏、皂角刺、玄明粉、硇砂、青黛。

(2)用法：口服，每次 3~6 片，每天 3 次，1 个月为 1 个疗程，一般服用 1~2 个疗程。

(3)功能主治：具有疏通气血、软坚消积、清热解毒、燥湿杀虫之功。用于治疗点滴型、斑块型银屑病的常用中成药。

(4)方解：方中当归补血活血，以养血润燥，为君药；桃仁、红花活血化瘀，香附、郁金行气解郁，乳香活血理气、消肿止痛，马钱子通络散结，消肿止痛，莪术、土鳖虫破血逐瘀，以疏通气血，散结行气，为臣药，秦艽、皂角刺、石菖蒲除湿散风，大黄、玄明粉、硇砂、青黛、关黄柏清热解毒，凉血消斑，软坚散结，收湿敛疮，木鳖子清血热、消疮毒，为佐药。诸药合用，有疏通气血、软坚消积、清热解毒、燥湿杀虫的功效。

(5)不良反应：郁金银屑片的主要不良反应仍为程度不等的消化系统症状，常见的有口干、咽干、恶心、食欲减退、胃部不适及腹泻。

(6)注意事项：①运动员慎用，孕妇忌用。②本品含有雄黄、马钱子、木鳖子等有毒之品，不宜过服、久服。且不宜与硝酸盐、硫酸盐同服，雄黄中砷可被氧化成有毒的三氧化二砷，引起砷中毒。③本品含郁金不宜与丁香同用。含玄明粉不宜与三棱同用。

2. 八宝五胆药墨

(1)药物组成：水牛角浓缩粉、羚羊角、麝香、冰片、珍珠、蟾酥、牛黄、朱砂、牛胆、熊胆、蛇胆、猪胆、川芎、青鱼胆、藕节、红花、小蓟、大蓟、白茅根、夏枯草、牡丹皮、丁香。

(2)用法用量：口服：捣碎后用开水冲服，0.5g/次，2 次/日，小儿酌减。外用：取适量，加水磨浓汁涂患处。

(3)功能主治：消炎解毒，活血止痛，凉血止血，消肿软坚，防腐收敛。适应证：用于吐血、咯血、鼻衄、便血、赤白痢下、痈疽疮疡、无名肿毒、顽癣、皮炎、湿疹等。

(4)临床应用

1)血证：由火热熏灼，使血液不循常道所致。症见吐血，咳血，鼻衄，便血，口干咽燥，咳嗽痰少，舌质红，苔薄，脉数。

2)痢疾：由外感时行疫毒，内伤饮食而致邪蕴肠腑，气血壅滞，传导失司所致。症见下痢赤白，腹痛，里急后重，肛门灼热，舌红苔黄腻，脉滑数；细菌性痢疾见上述证候者。

3）痈疽疮疡：由感受热毒之邪，热毒蕴于肌肤所致。症见局部皮肤红肿疼痛，或溃破，发热、口渴、溲赤、便秘等。

（5）不良反应：尚不明确。禁忌：孕妇忌服；凡疔疮、囊肿表面已溃处禁用。

3. 银屑灵

（1）药物组成：白鲜皮、苦参、土茯苓、金银花、蝉蜕、生地黄、当归、连翘、黄柏、防风、赤芍、甘草。

（2）功能主治：祛风燥湿，清热解毒，活血化瘀。用于银屑病。

（3）用法用量：口服。1次33g，或遵医嘱，每日2次。

（4）不良反应：尚不明确。

（5）注意事项：忌食刺激性食物，孕妇慎用。

4. 大黄䗪虫丸

（1）药物组成：熟大黄、土鳖虫（炒）、水蛭（制）、虻虫（去翅足，炒）、蛴螬（炒）、干漆（煅）、桃仁、苦杏仁（炒）、黄芩、地黄、白芍、甘草。

（2）功能主治：活血破瘀，通经消癥。用于瘀血内停，腹部肿块，肌肤甲错，目眶暗黑，潮热羸瘦，经闭不行。用于治疗慢性活动性肝炎、肝硬化、高血压、脑血栓、再生障碍性贫血及慢性白血病，静脉曲张并发症与后遗症，以及外科、妇科、皮肤科、神经科等疾病。

（3）用法用量：口服。大蜜丸：每丸重3g，每次1～2丸，口1～3次；小蜜丸：每次3～6g；水蜜丸：每次3g。

（4）不良反应：偶有过敏反应，患者皮肤出现潮红、发痒，停药后即消。初服时有的病例有轻泻现象，1周后能消失。有出血倾向者可加重齿龈出血或鼻衄。

（5）注意事项：①孕妇禁用。②皮肤过敏者停服。

四、其他类中成药

1. 复方甘草酸苷

（1）剂型与规格：①片剂：每片25mg。②胶囊剂：每粒含甘草酸苷25mg、甘氨酸25mg、蛋氨酸25mg。③注射剂：每支20mL。

（2）用量用法：①片剂：成人通常1次2～3片，小儿1次1片，1日3

次，饭后口服。可依年龄、症状适当增减。②胶囊剂：成人通常1次2~3粒，小儿1次1粒，1日3次，饭后口服。可依据年龄、症状适当增减。③注射剂：成人通常1日1次，5~20mL注射。可依据年龄、症状适当增减。

（3）不良反应：①休克、过敏性休克（发生频率不明），有时可能出现休克、过敏性休克（血压下降，意识不清，呼吸困难，心肺衰竭，潮红，颜面浮肿等）。②过敏样症状（发生频率不明），有时可能出现过敏样症状（呼吸困难、潮红、颜面浮肿等）。③假性醛固酮症（发生频率不明），增大药量或长期连续使用，可出现高度低血钾症、增加低血钾症发生率，血压上升、钠及液体潴留、浮肿、体重增加等假性醛固酮增多症状。可出现由于低血钾症导致的乏力感、肌力低下等症状。

（4）注意事项：①对本品有既往过敏史者、醛固酮症患者、肌病患者、低钾血症患者（可加重低血钾症和高血压症）禁用。②对高龄患者应慎重给药（高龄患者低血钾症发生率高）。③为防止休克的出现，问诊要充分；事先准备急救设施，以便发生休克时能及时抢救；给药后，需保持患者安静，并密切观察患者状态；与含甘草制剂并用时，由于本片亦为甘草酸苷制剂，容易出现假性醛固酮增多症，应予注意。④静脉内给药时，应注意观察患者的状态，尽量以缓慢速度给药，用酒精棉消毒安瓿切口后，再切瓶口。⑤有报道称口服甘草酸及含有甘草的制剂，可出现横纹肌溶解症。⑥孕妇及哺乳期妇女，应在权衡治疗利大于弊后慎重用药。

2. 雷公藤多苷

（1）剂型与规格：片剂，每片10mg。

（2）用量用法：口服。按体重1次0.3~0.5mg/kg，1日3次，饭后服用，或遵医嘱。

（3）不良反应：口干、恶心、呕吐、乏力、食欲不振、腹胀、腹泻、黄疸、转氨酶升高、急性中毒性肝损伤、胃出血。白细胞、血小板下降；严重者可出现粒细胞缺乏和全血细胞减少。少尿或多尿、水肿、肾功能异常等肾脏损害；严重者可出现急性肾损伤。心悸、胸闷、心律失常、血压升高或下降、心电图异常。女子月经紊乱、月经量少或闭经；男子精子数量减少、活力下降。头昏、头晕、嗜睡、失眠、神经炎、复视。皮疹、瘙痒、脱发、面部色素沉着。

（4）注意事项：①儿童、育龄期有孕育要求者、孕妇和哺乳期妇女禁用；心、肝、肾功能不全者禁用；严重贫血、白细胞和血小板降低者禁用；胃、十二指肠溃疡活动期患者禁用；严重心律失常者禁用；②本品在医生指导下严格按照说明书规定剂量用药，不可超量使用；③用药期间应注意定期随诊并检查血、尿常规及心电图和肝肾功能，必要时停药并给予相应处理；④连续用药一般不宜超过 3 个月。如继续用药，应由医生根据患者病情及治疗需要决定。

3. 白芍总苷

（1）剂型与规格：胶囊剂，每粒 0.3g。

（2）用量用法：口服，1 次 0.6g（2 粒），1 日 2～3 次，或遵医嘱。

（3）不良反应：胃肠道反应表现为大便变软或稀，次数增多以及轻微腹痛，不需处理可自行缓解。个别严重者可停药而愈，无明显的肝肾功能受损。禁忌及注意事项尚不明确。

注：服用中成药的注意事项　很多人认为中成药非常安全，自己购买应用也不会出现大问题。其实中成药也是药物，正确的选择应用可以提高疗效，减少不良反应。服用中成药要注意：①需要在医生的指导下辨证应用。有些药物适用于银屑病病即可，多数药物需要辨证应用于血热证、血燥证等不同证型。需要辨证准确才能取得较好的疗效。②与其他药物或治法联合。中医讲"丸者缓也"，是说中成药的效力较缓，常需与其他疗法或药物合用，应在医生指导下选择。③长期应用需防不良反应。中成药也不都是百分百安全，有些中成药含有有毒中药，有些中成药为提取的中药有效成分制成，都有可能出现不良反应，要注意定期检查肝肾功能等。另外，对于小儿、老人、孕妇等用药更需谨慎，避免药物克伐太过出现不良反应。故中成药最好在医生的指导下应用，且不宜长时间的不加监测的应用。

第三节　外用药类

一、冰黄肤乐软膏

1. 药物组成　大黄、姜黄、硫黄、黄芩、甘草、冰片、薄荷脑。

2. 功能主治　清热燥湿，活血祛风，止痒消炎。用于湿热蕴结或血热风燥引起的皮肤瘙痒；神经性皮炎、湿疹、足癣及银屑病等瘙痒性皮肤病见上述症候者。

3. 用法用量　外用。取本品适量涂于患处，1 日 3 次。

4. 不良反应　尚不明确。

5. 禁忌及注意事项　治疗期间忌酒等辛辣发物。

二、镇银膏

1. 药物组成　黄连、白鲜皮、花椒、知母。

2. 功能主治　祛风解毒，活血润燥。用于血热型、血燥型、血瘀型等各种证型的寻常型银屑病。

3. 用法用量　外用。用软毛刷蘸药涂皮肤与皮损部位。涂药后用聚乙烯塑料薄膜包封。每 5 天换药 1 次（详细用法遵医嘱）。

4. 不良反应及禁忌　尚不明确。

三、黑红软膏

1. 药物组成　黑豆油、京红粉、利马锥、羊毛脂、凡士林。

2. 功能主治　润肤软坚，收敛止痒。用于银屑病皮损肥厚者。

3. 用法用量　外敷患处。每日 1~2 次。

4. 不良反应　尚不明确。

5. 禁忌及注意事项　银屑病进行期及对汞过敏患者禁用。全身性用药时可区分交替外用，或间日外用。

四、黄连软膏

1. 组成　黄连面 10g，凡士林 90g。

2. 功效　清热解毒，消肿止痛。用于单纯疱疹、脓疱疮等感染性皮肤病。

3. 用法　直接外用或摊在纱布上贴敷。

五、普连软膏

1. 药物组成　黄芩面 10g，黄柏面 10g，凡士林 80g。

2. 功能主治　凉血解毒。用于脓疱疮（黄水疮），急性亚急性湿疹（风湿病），烫烧伤，单纯疱疹（火燎疱）、牛皮癣、红皮症。

3. 用法用量　均匀涂于皮损处，每日 2 次。

4. 不良反应及禁忌　尚不明确。

六、子油熏药油膏

1. 组成 大枫子、地肤子、蓖麻子、蛇床子、蕲艾各 30g，苏子、苦杏仁各 15g，银杏、苦参子各 12g。

2. 功效 软坚润肤，杀虫止痒。

七、消银油

1. 药物组成 蜈蚣 5 条，乌梢蛇、乌梅、石榴皮、红花、三棱、莪术、木香各 20g，紫草、黄柏、金银花藤各 30g。

2. 功能主治 凉血活血，搜风止痒。

3. 用法用量 上药浸于菜油 500g 中 2 小时后，以文火煎至药枯发黄微黑，滤渣后装瓶备用，外搽皮损处，每天 1~2 次。

八、消银液

1. 组成 牡丹皮、白鲜皮、侧柏叶、知母、紫草、蒲公英、地骨皮各 30g。水煎外洗，每日 1 次。

2. 功效 清热解毒，凉血止痒。

九、复方青黛油膏

1. 组成 青黛 30g，轻粉、冰片、硫黄各 10g，药用凡士林 100g。将上药按常规制成软膏，外搽患处，每日 1~2 次，7 天为 1 个疗程。

2. 功效 清热解毒，凉血消斑。

第四节 临床常用方剂

一、血热内蕴证

1. 银屑汤 白花蛇舌草、大青叶、生地黄、金银花、黄芪、丹参各 30g，黄药子、土鳖虫（先煎）、黄连、土茯苓、甘草各 15g，当归、炒槐花、苦参各 12g，大枣 10g。每日 1 剂，水煎分服 2 次。加减：进行期者，加牡丹皮 12g，黄芩、大黄各 10g；静止期者，去黄连，加制何首乌、鸡血藤各 12g；瘙痒甚者，加威灵仙、桑枝各 12g；上肢甚者，加川芎 10g；下肢甚者，加独活 12g；

脱屑多者，加徐长卿 12g。

2. 清银汤　生槐花、板蓝根各 30g，金银花、丹参各 20g，白花蛇舌草、牡丹皮、赤芍、鸡血藤各 15g，鬼箭羽、白鲜皮、蒺藜各 12g，重楼 10g，甘草 5g。每日 1 剂，水煎分服 2 次。

3. 清热消银汤　白鲜皮、紫草、生地黄各 30g，金银花（后下）、荆芥、鸡血藤各 20g，赤芍、白芷、防风、桑白皮各 15g，连翘、红花各 12g，蝉蜕、皂角刺、炮穿山甲（先煎）、乌梢蛇各 10g，甘草 5g。狼毒 3g。每日 1 剂，水煎分服 2 次。加减：血热甚者，加水牛角（先煎）25g，玄参、牡丹皮各 12g；血虚者，加制何首乌 12g，当归 10g，熟地黄 15g；血瘀者，加丹参 30g，三棱、莪术各 10g；湿热者，加生薏苡仁、土茯苓各 30g，苍术 12g；鳞屑厚不易脱落者，加丹参 40g，黄芪 60g，当归 30g；痒甚者，加苦参、蒺藜各 30g；斑块硬厚者，加海藻、昆布各 15g。

4. 克银汤　蒺藜 30g，白鲜皮、苦参、乌梢蛇、生地黄、丹参各 20g，当归、紫草、赤芍、牡丹皮、荆芥、防风各 15g，蝉蜕、甘草各 10g，蜈蚣（研末装胶囊吞服）3~5g。每日 1 剂，水煎分服 2 次。

5. 抗银 1 号汤　生地黄、白花蛇舌草、土茯苓各 30g，白鲜皮 20g，丹参、大青叶、生槐花、首乌藤各 15g。牡丹皮、赤芍、紫草各 12g，山豆根 10g，甘草 5g。每日 1 剂，水煎分服 2 次。

6. 土白解毒消银饮　土茯苓、白花蛇舌草、鸡血藤各 30g，菝葜、乌梅、蒲公英、野菊花各 20g，生地黄、牡丹皮、赤芍、紫草、白鲜皮、白茅根各 15g，黄柏 10g，甘草 5g。每日 1 剂，水煎分服 2 次。

7. 凉血解毒汤　水牛角（先煎）、茯苓各 30g。赤芍、丹参、生地黄各 20g，醋鳖甲（先煎）、紫草各 15g，醋莪术、甘草各 10g。每日 1 剂，水煎分服 2 次。加减：咽痛者，加金银花、山豆根、浙贝母各 12g；瘙痒明显者，加防风 10g，蒺藜 12g；皮疹发展迅速者，加生石膏 20g，知母 12g；皮疹稳定，四肢伸侧皮损肥厚者，加当归、鸡血藤各 12g；脾虚便溏者，加白术 12g。

8. 凉心解毒重楼汤　生地黄、重楼、土茯苓、生槐花、白鲜皮各 15~30g，赤芍、紫草各 10~15g。每日 1 剂，水煎分服 2 次。

9. 凉血解毒紫草汤　生地黄、玄参、牡丹皮各 30g，当归、黄柏、土茯苓、苦参、金银花、重楼、赤芍、紫草各 15g。每日 1 剂，水煎分服 2 次。同时，以苦参、牡丹皮、重楼、土茯苓各 30g，花椒、枯矾、红花各 10g，加水

1500mL，煎取药液 1200mL，外洗皮损处，每日 2 次，每剂使用 3 日。

10. 凉血消风汤 生地黄 30g，水牛角（先煎）、龙骨（先煎）、紫荆皮各 20g，牡丹皮、僵蚕各 15g，甘草 5g。每日 1 剂，水煎分服 2 次。皮温高、色鲜红者，加黄连 10g，黄芩、黄柏各 15g；皮损干燥、鳞屑厚多者，酌加玄参 20g，麦门冬、玉竹、墨旱莲、石斛各 15g，天花粉、女贞子各 30g；大便时干时溏、舌苔腻者，加党参、土茯苓各 30g，白术 20g，草决明 40g；眠差者，加合欢皮 20g，珍珠母（先煎）15g；痒甚者，加蒺藜、蝉蜕各 12g，地肤子 20g；无汗者，加桑叶 10g。

11. 凉血解毒银屑汤 黄芩、生地黄各 20g，黄芪 18g，丹参、防己、牡丹皮各 15g，当归、徐长卿各 12g，苦参、山豆根各 10g，麻黄、红花各 5g，细辛 3g。每日 1 剂，水煎分服 2 次。

12. 消银解毒汤 生地黄、丹参各 30g，白花蛇舌草、紫草、当归各 20g，防风 15g，蝉蜕、僵蚕、黄连各 10g，全蝎 5g。每日 1 剂，水煎分服 2 次。血热毒盛者，加大青叶、生槐花各 12g；血燥者，加玄参、土茯苓各 12g；皮肤红肿者，加栀子 10g、牡丹皮 12g；脾虚者，加焦白术、茯苓各 12g；风盛瘙痒者，加白鲜皮、苦参各 12g。

13. 消疕汤加减 当归、生地黄、白芍、川芎、丹参、牡丹皮各 15g，桃仁、红花、郁金、羌活、紫草各 12g，乌梢蛇、地龙各 10g，甘草 5g。每日 1 剂，水煎分服 2 次。血热甚者，酌加水牛角（先煎）20g，白茅根 15g，板蓝根、大青叶各 12g；血虚者，酌加鸡血藤、南沙参、麦门冬各 15g，乌梅 10g；血瘀者，酌加白花蛇舌草 10g，三棱、莪术、土伏苓各 12g；湿热者，酌加薏苡仁 15g，黄柏、苍术、金银花各 10g。

14. 消斑汤 生石膏 20g，生地黄 12g，知母、炒杏仁、蝉蜕、玄参、赤芍、牡丹皮、粳米各 10g，炙枇杷叶、炙甘草、炙麻黄各 5g。每日 1 剂，水煎分服 2 次。伴关节肿胀酸疼、活动受限者，加土茯苓、威灵仙各 12g；伴弥漫性皮肤潮红、大量脱屑者，加紫草 12g、连翘 10g；皮损伴有大小脓疱者，去麻黄、炒杏仁，加黄芩 10g、白茅根 15g。

15. 消热凉血汤 生地黄、土茯苓、防风、蒺藜、板蓝根各 30g，金银花 15g，乌梅 12g，荆芥、红花、连翘、赤芍、三棱、莪术各 10g。每日 1 剂，水煎分服 2 次。

16. 清热凉血消银汤 土茯苓、白茅根、生槐花、鸡血藤各 30g，板蓝根

20g，白鲜皮、茜草、生地黄、紫草各15g，牡丹皮、赤芍各12g。每日1剂。水煎分服2次。皮损浸润深者，加薏苡仁30g，防己12g；大便燥结者，加大黄10g；热盛者，加龙胆12g，黄芩10g；因咽炎、扁桃体炎诱发者，加大青叶30g、山豆根12g、玄参15g；皮疹深红者，加莪术、红花各10g。

17. 犀角地黄汤加减　水牛角(先煎)30g，白花蛇舌草、土茯苓、金银花、白茅根各15g，牡丹皮、赤芍、连翘、白鲜皮各12g，黄芩、槐花、乌梢蛇各10g，蜈蚣(研末装胶囊吞服)5g。每日1剂，水煎分服2次。

18. 加味土槐饮　白鲜皮、板蓝根、丹参、大青叶各30g，土茯苓、槐花、生地黄、地肤子各20g，紫草、茜草、牡丹皮、苦参、蒺藜各15g，赤芍12g。每日1剂，水煎分服2次。进行期者，加水牛角(先煎)20g，黄连10g；消退期者，加鸡血藤12g；静止期或皮疹暗红者，加三棱、莪术各10g；舌苔腻或鳞屑黏着者，加茵陈12g，六一散(包煎)10g。

19. 板土祛银汤　板蓝根30g，金银花、土茯苓各20g，炒槐花、生地黄、牡丹皮、赤芍、紫草、丹参各15g。每日1剂，水煎分服2次。

20. 解毒化瘀消疕汤　水牛角(先煎)、白花蛇舌草、土茯苓、板蓝根、白鲜皮各15g，生地黄、玄参、丹参、地肤子各12g，牡丹皮10g，甘草5g。每日1剂，水煎分服2次。风盛者，加防风10g，蒺藜、乌梢蛇各12g；湿盛者，加薏苡仁15g，茵陈、泽泻各12g；瘀血重者，加三棱、莪术各10g；因咽炎、扁桃体炎诱发者，加金银花15g，大青叶、山豆根各12g。

21. 解毒活血消银汤　土茯苓、金银花各60g，生地黄30g，白鲜皮、赤芍、白花蛇舌草、当归各15g，紫草、乌梢蛇、川芎、蝉蜕、地肤子、甘草各10g。每日1剂，水煎分服2次。

22. 紫草地黄汤　紫草30g，生地黄、赤芍、黄芩、荆芥、水牛角(先煎)各15g，蝉蜕、牡丹皮、雷公藤(先煎30分钟)各10g，甘草5g。每日1剂，水煎分服2次。瘙痒剧者，加白鲜皮、地肤子各12g；气虚者，加黄芪12g；病程较久，血瘀明显者，加丹参12g，红花、川芎各10g；血虚风燥者，加当归、天花粉各12g。

23. 丹槐凉血消银汤　丹参、生槐花各20g，生地黄、金银花、白茅根、紫草、野菊花、黄芩各15g，赤芍、麦门冬、瓜蒌各12g，玄参、莪术、乌梢蛇、三棱各10g，甘草3g。每日1剂，水煎分服2次。

24. 疏风清热消银汤　土茯苓30g，生地黄、赤芍、桑白皮、槐花、紫草、重楼、板蓝根各 15g，白鲜皮、牡丹皮、山豆根各 12g，黄芩、蒺藜各 10g，蝉蜕 5g，甘草 3g。每日 1 剂，水煎分服 2 次。皮损色淡，鳞屑多者，酌加制何首乌、鸡血藤各 30g，熟地黄 15g，当归 10g；夹瘀皮损色暗。肥厚浸润者，加丹参 15g，红花、桃仁各 10g。

二、气滞血瘀证

1. 桃红四物汤加减　益母草 30g，当归、连翘各 20g，桃仁、白术、红花、茯苓、皂角刺、莪术、露蜂房各 10g，全蝎、川芎各 5g。每日 7 剂。水煎分服 2 次。风热血燥者，酌加紫草、泽漆各 10g，茵陈、白茅根、白花蛇舌草各 12g；痒甚者，酌加白鲜皮、乌梢蛇各 12g；血虚风燥者，酌加鸡血藤、墨旱莲、丹参、熟地黄、玄参各 12g；血瘀气滞者，酌加牡丹皮、三棱各 10g，丹参、川牛膝、生龙骨（先煎）各 12g。

2. 化瘀通络汤　黄芪、丹参各 30g，金银花、紫草、鸡血藤各 15g，桃仁、红花、当归、熟地黄、蒲公英各 12g，川芎、赤芍、乌梢蛇、地龙、蝉蜕各 10g。每日 1 剂，水煎分服 2 次。

3. 活血化瘀通络汤　当归、丹参、川芎、鸡血藤、桃仁、生地黄、白芍、威灵仙各 15g，红花 10g，蜈蚣（研末装胶囊吞服）3～5g。每日 1 剂，水煎分服 2 次。瘙痒甚者，加白芷 10g，苦参、白鲜皮各 72g；情志不舒者，加柴胡、枳壳各 10g；心烦口渴者，加栀子 10g，天花粉 12g；失眠多梦者，加柏子仁 10g，首乌藤、珍珠母（先煎）各 12g；大便秘结者，酌加生大黄、火麻仁各 10g，大青叶 12g；小便黄者，加木通、淡竹叶、甘草梢各 10g；月经量少或夹有血块者，加益母草 12g；年老体虚，面色白者，加黄芪 12g；皮损肥厚浸润如皮革状者，加三棱、莪术各 10g。

三、血虚风燥证

1. 养血定风汤　鸡血藤、白芍、白鲜皮、白花蛇舌草各 15g，当归、土茯苓、丹参、蒺藜各 12g，白术、乌梢蛇各 10g，全蝎 6g。每日 1 剂。水煎分服 2 次。

2. 养血祛风汤　当归、生地黄各 30g，白芍 18g，金银花、紫草、荆芥各 12g，蝉蜕、白鲜皮、乌梢蛇各 10g，川芎、甘草各 5g。每日 1 剂，水煎分服 2 次。

3. 银宁汤　生地黄、熟地黄、鸡血藤各 30g，土茯苓、丹参、白鲜皮、紫花地丁、玄参、当归、威灵仙、蒺藜、赤芍、连翘各15g。每日1剂，水煎分服2次。血燥者，加黄精、天冬各12g；血瘀者，加三棱、桃仁、红花各10g；病变以身体上部为主者，加红花、凌霄花各10g；病变以身体下部为主者，加板蓝根、天花粉各12g；风盛痒者，加白鲜皮、蒺藜各12g；夹湿舌质淡、舌苔白腻。皮损浸润深者，加薏苡仁、防己、茵陈各12g；大便燥结者，加大黄、栀子各10g；热盛者，加黄芩10g，龙胆、牡丹皮各12g；扁桃腺炎诱发者，加大青叶、山豆根各12g，红花10g；脾虚湿盛，大便溏泻，下肢水肿者，加茯苓、白扁豆各12g，猪苓10g；阴虚血热者，加地骨皮12g，知母、槐花各10g。

4. 退银汤　生地黄30g，当归、制何首乌、女贞子、黄精、蒺藜、麦门冬、乌梢蛇各15g，蜈蚣(研末装胶囊吞服)3g。每日1剂，水煎分服2次。进行期者，加土茯苓、生石膏各30g，牡丹皮12g；静止期者，加桑枝12g，莪术、郁金各10g。

5. 化瘀润肤消斑汤　当归20g，丹参、麦门冬各18g，生地黄、鸡血藤、玄参各15g，三棱、赤芍、虎杖各12g，紫草、白芷、天花粉各10g，青黛3g，雷公藤(先煎30分钟)5g。每日1剂，水煎分服2次。

6. 加味黄连解毒汤　土茯苓30g，丹参、白茅根、生槐花各20g，黄芩、黄柏、栀子、熟地黄、生地黄、枸杞子、茯苓、猪苓各15g，黄连、大黄、莪术、甘草各10g。每日1剂，水煎分服2次。

7. 速效消银汤　土茯苓30g，生地黄、生何首乌、黄芪、当归、牡丹皮、紫草、黄芩、苦参、红花、水牛角(先煎)、白鲜皮、金银花、半枝莲、白花蛇舌草、乌梢蛇各12g，蜈蚣(研末装胶囊吞服)3～5g。每日1剂，水煎分服2次。

四、湿热蕴积证

1. 萆薢渗湿汤　蒲公英、紫花地丁、薏苡仁各15g，萆薢、白鲜皮、苍术、忍冬藤各12g，白术、黄柏、泽泻、茵陈、地肤子、牡丹皮各10g。每日1剂，水煎分服2次。

2. 复方消银汤　土茯苓、生地黄、白茅根、板蓝根各15g，赤芍、紫草、当归、鸡血藤、蒺藜、丹参、白鲜皮各12g。每日1剂，水煎分服2次。红斑色暗者，酌加桃仁、红花、三棱、莪术各10g；口干渴者，加麦门冬、玄参各12g；大便干者，加火麻仁12g；痒甚者，加露蜂房10g，乌梢蛇、威灵仙各12g。

3. 土苓解毒消银汤　土茯苓、生石膏各30g，生地黄、金银花、菝葜、地骨皮、板蓝根各15g，防风、荆芥、生槐花、牡丹皮、紫草、苦参各10g，生甘草5g。每日1剂，水煎分服2次。

4. 土茯苓青黛汤　土茯苓、菝葜、地锦草各30g，紫草、金银花各20g，贯众、地骨皮各15g，山豆根、牡丹皮各12g，青黛、生甘草各10g，全蝎3g，蜈蚣(研末装胶囊吞服)3～5g。每日1剂，水煎分服2次。

5. 水榆汤　茜草根、水牛角(先煎)、生地榆、滑石(包煎)各30g，山海棠、茵陈、木通、射干、黄芩、连翘、藿香各15g，石菖蒲、豆蔻、浙贝母各10g，薄荷5g。每日1剂，水煎分服2次。全身潮红伴高热者，加生石膏100g，炒知母20g；咽红肿痛或见乳蛾者，加马勃、青黛各10g；脓疱多者，加虎杖15g，紫草30g；关节肿痛者，加鸡血藤15g，威灵仙30g；斑块厚或舌质暗夹瘀者，加三棱、莪术各15g；舌苔白厚腻者，加苍术30g，厚朴15g；舌苔黄厚腻者，加生大黄10g，王不留行30g；鳞屑多、瘙痒甚者，加乌梅、杏仁、冰塘各15g。

6. 乌蛇搜风饮　土茯苓、苦参各30g，白花蛇舌草、乌梢蛇、白鲜皮各15g，黄芩、荆芥、防风、黄柏、甘草各10g。每日1剂，水煎分服2次。风盛血燥者，酌加生地黄12g，羌活、独活、蝉蜕各10g；风湿血热者，酌加薏苡仁30g，地肤子12g，苍术、蛇床子各15g；风气血瘀者，酌加丹参15g，赤芍12g，紫草、桃仁、红花各10g；风湿热毒甚者，酌加金银花、蒲公英各30g，连翘、海桐皮各15g，桃仁10g。

7. 桂枝芍药知母汤　青风藤30g，桑寄生15g，白芍、白术各12g，知母、防风、秦艽、桂枝、甘草各10g。每日1剂，水煎分服2次。病在上肢者，加桑枝20g；病在下肢者，加牛膝12g；关节疼痛剧者，加制乳香、制没药各10g；肿胀者，加防己、苍术各12g；关节屈伸不利者，加伸筋草、络石藤各20g；热盛者，加生石膏30g，黄柏12g；腰膝疼痛者，加杜仲、续断各12g；月经不调者，加仙茅、淫羊藿各12g；气虚者，加黄芪、党参各10～30g；血虚者，加当归12g，鸡血藤15g。

8. 祛银汤　土茯苓40g，槐花、山豆根、紫草、乌梅各30g，威灵仙20g，荆芥、防风、羌活、独活、当归各15g，蜈蚣(研末装胶囊吞服)3～5g。每日1剂，水煎分服2次。血热甚，皮损鲜红者，加白茅根12g；风盛痒甚，鳞屑较多者，加乌梢蛇、僵蚕各12g；风湿阻络，关节痹痛者，加秦艽、白鲜皮各

12g；血燥伤阴，皮损干燥呈大斑块者，加丹参、女贞子各 12g；扁桃体肿大者，加山豆根 12g。

9. **银屑消汤** 蜈蚣、当归、苦参、茯苓、泽泻、猪苓、丹参、红花、白芍、白术、白鲜皮、滑石(包煎)、蝉蜕各 15g。每日 1 剂，将诸药水煎取汁温洗局部，每次 20 分钟以上，每日 2 次。属脓疱型重者，加皂角刺 12g。

五、热毒入营证

1. **清营汤加减** 水牛角(先煎)、生石膏各 20g，金银花、牡丹皮、板蓝根、玄参各 15g，生地黄、麦门冬、白鲜皮、赤芍各 12g，黄连、淡竹叶、连翘各 10g。每日 1 剂，水煎分服 2 次。

2. **清热滋阴凉血汤** 土茯苓 30g，白花蛇舌草、地骨皮、生地黄、丹参、赤芍、槐花、玄参、鬼箭羽各 15g，北沙参、麦门冬、牡丹皮、郁金、茜草、木瓜、野菊花、甘草、重楼、乌梢蛇各 10g。每日 1 剂，水煎分服 2 次。烦躁失眠者，加首乌藤、珍珠母(先煎)各 20g；瘙痒者，加蒺藜、白鲜皮各 12g；头部皮损重者，加生侧柏叶 12g；上肢皮损重者，加忍冬藤 12g；下肢皮损重者，加川牛膝 12g。

3. **五味消毒饮加减** 生地黄 20g，土茯苓、紫花地丁各 18g，野菊花、蒲公英、玄参、葛根、天花粉各 15g，板蓝根、当归各 12g，贝母、赤芍、栀子、蒺藜各 10g，甘草 5g。每日 1 剂，水煎分服 2 次。瘙痒剧烈者，加白鲜皮 20g；皮肤干燥脱屑多者，加鸡血藤 15g，制何首乌 12g；便溏、纳少者，去紫花地丁、野菊花，加山药、焦山楂各 12g。

4. **解毒消银汤** 丹参 30g，生地黄 20g，金银花、蒲公英、紫花地丁、紫背天葵子、野菊花、赤芍、牡丹皮、白鲜皮、地肤子、水牛角(先煎)各 15g，连翘、紫草、玄参各 12g。每日 1 剂，水煎分服 2 次。瘀血阻滞者，加桃仁、红花、茜草各 12g；脾虚者，加茯苓、白术各 12g，砂仁 10g；血虚风燥者，加当归 12g，威灵仙 15g，鸡血藤 30g。

5. **解毒活血汤** 蒲公英、板蓝根、重楼、白花蛇舌草、蒺藜各 30g，三棱、莪术、龙葵各 12g。每日 1 剂，水煎分服 2 次。血热甚皮损鲜红者，加白茅根、生地黄各 12g；风盛痒甚，鳞屑多者，加乌梢蛇、僵蚕各 12g；风湿阻络，关节痹痛者，加秦艽、白鲜皮各 12g；血燥伤阴，皮损干燥呈大斑块者，加当归、丹参、女贞子各 12g。

6. **加味凉血消风汤** 水牛角(先煎)、白花蛇舌草、生地黄、龙骨(先煎)

各 30g，墨旱莲 20g，牡丹皮、僵蚕、女贞子各 15g，合欢皮 10g，炙甘草 3g。每日 1 剂，水煎分服 2 次。

7. 清肺凉血汤　水牛角（先煎）30g，土茯苓 25g，鸡血藤、紫草、丹参、白花蛇舌草各 20g，生地黄、赤芍、金银花各 15g，牡丹皮、当归、白鲜皮、半枝莲、乌梢蛇、甘草各 10g。每日 1 剂，水煎分服 2 次。皮肤脱屑，舌质红，苔黄厚者，紫草加至 25g，白花蛇舌草加至 30g，半枝莲加至 20g；伴口舌干燥、口渴不欲饮者，加玄参、麦门冬各 15g；皮疹伴出血、舌紫黯者，当归加至 30g，加黄芪 20g。

8. 地黄凉血清银汤　生地黄、水牛角（先煎）、白茅根、生石膏、大青叶、板蓝根各 30g，丹参 15g，当归、金银花、白花蛇舌草各 12g，玄参、白芍、牛蒡子、知母、荆芥、防风各 10g，升麻 3g。每日 1 剂，水煎分服 2 次。大便秘结者，加大黄 10g；咽痛者，加射干、马勃各 10g；瘙痒难忍者，加蛇床子 15g，地肤子 30g；鳞屑多者，加女贞子、墨旱莲各 15g；低热者，加鳖甲（先煎）、地骨皮各 15g，青蒿 10g；病久鳞屑厚、色素沉着者，加鸡血藤 30g，莪术 10g；皮疹与月经、妊娠有关者，加淫羊藿、锁阳、菟丝子各 12g。

9. 凉血清银合剂　草河车 50g，槐花、鸡血藤、土茯苓、生地黄、白茅根各 30g，白鲜皮 20g，赤芍、紫草、丹参、大青叶各 15g，黄药子 12g，野菊花 10g。每日 1 剂，水煎分服 2 次。

10. 凉血汤　水牛角（先煎）30g，黄柏、薏苡仁、茯苓各 15g，紫草、黄芩各 10g，黄连、三七（研末冲服）各 5g，甘草 3g。每日 1 剂，水煎分服 2 次。

11. 牛角二蜕汤　水牛角（先煎）40g，白鲜皮、威灵仙、土伏苓各 15g，生地黄、露蜂房、蛇蜕、蝉蜕、牡丹皮、炙甘草各 10g。每日 1 剂，水煎分服 2 次。皮损形如疹疥、鳞屑增多、瘙痒者，酌加荆芥、防风各 10g，苦参 12g，乌梢蛇 30g，以祛风止痒；皮损泛发，屑多瘙痒，点状出血者，加生槐花 15g，生地黄 20g，以清热凉血；反复发作，皮损色暗红，鳞屑厚者，酌加当归 15g，川芎、红花各 12g，桃仁 10g，以活血祛瘀；皮损泛发，斑疹鳞屑迭见，成批出现脓疱者，酌加金银花、紫花地丁、蒲公英各 30g，连翘 10g，以清热解毒；大便秘结者，加生大黄 5g，芒硝（冲服）10g，以清热攻下；烦渴者，加麦门冬、南沙参各 15g，以滋阴止渴；热甚者，加生石膏 30g，知母 15g，以清邪热；小便黄者，加木通、竹叶各 10g，以清热利尿。

12. 活血化瘀消银汤　水牛角（先煎）、生地黄、鸡血藤、土茯苓、白鲜皮、白花蛇舌草各 20g，丹参、牡丹皮、板蓝根、紫草各 15g，乌梢蛇、玄参、南沙参、赤芍各 10g，全蝎 5g。每日 1 剂，水煎分服 2 次。

六、脓毒壅盛证

1. 清瘟败毒饮加减　羚羊角粉（兑服）0.3g，水牛角（先煎）30g，石膏 20g，连翘、蒲公英、白鲜皮各 15g，赤芍、牡丹皮、大青叶各 12g，黄连、黄芩、大黄、生甘草各 10g。每日 1 剂，水煎分服 2 次。

2. 加味黄连解毒汤　土茯苓 30g，丹参、生槐花、白茅根各 20g，黄芩、黄柏、栀子、茯苓、猪苓、熟地黄、生地黄、枸杞各 15g，大黄、黄连、莪术、甘草各 10g。每日 1 剂，水煎分服 2 次。

七、其他证型

1. 风寒郁表证

（1）桂枝汤加减：蚕沙（包煎）30g，苍耳子 20g，鸡血藤、当归各 15g，白鲜皮、白芍各 12g，桂枝、防风、大枣各 10g，麻黄、甘草各 5g。每日 1 剂，水煎分服 2 次。

（2）麻黄紫梅汤：乌梅、土茯苓、菝葜各 30g，生地黄 20g，紫草、茜草各 15g，白花蛇舌草、桂枝、赤芍各 12g，南沙参、麻黄各 10g。每日 1 剂，水煎分服 2 次。

2. 肝肾亏虚证

（1）消银饮：土茯苓 30g，白花蛇舌草、金银花、生地黄、黄精、鸡血藤各 15g，凌霄花、墨旱莲、僵蚕、草河车、露蜂房、乌梢蛇、丝瓜络、当归、三棱各 10g，甘草 5g。每日 1 剂，水煎分服 2 次。皮损基底潮红或暗红痒甚，大便秘结者，酌加紫草、大黄各 10g，牡丹皮、白鲜皮各 12g；皮肤干燥，皮疹色淡，面白无华者，加丹参、制何首乌各 12g；皮损多呈块状或肥厚，鳞屑附着较紧病程较长，加红花 10g，大血藤 12g。

（2）二仙四物汤：熟地黄、仙茅各 15g，鸡血藤、当归、淫羊藿、川芎、白芍、菟丝子、制何首乌各 12g，首乌藤、白鲜皮、巴戟天、益智各 10g。每日 1 剂，水煎分服 2 次。

第三十章　银屑病典型案例剖析

第一节　寻常型银屑病

案例一

一、病例简介

刘某，女，12 岁。初诊日期：2013 年 1 月 31 日。

主诉：周身反复红斑丘疹鳞屑 2 年，加重 1 周。

现病史：患者 2 年前因感冒而见周身散在红斑，上覆鳞屑，就诊于某三甲医院，诊断为"银屑病"，2 年间自行口服"复方甘草酸苷、银屑灵、双黄连"等药物，病情时轻时重，反复发作。1 周前因外感而诱发，周身散在鲜红斑、丘疹、鳞屑，伴剧烈瘙痒，抓痕，血痂，扁桃体 I 度肿大，咽红，大便 1 ~ 2 日一行，黏滞不爽，舌质红，苔薄黄，脉滑。

皮肤专科情况：周身散在或密集片状红斑，部分融合成大片，上覆肥厚白色鳞屑，刮之易脱，可见出血点。

中医诊断：白疕。

西医诊断：银屑病（进行期）。

二、辨证分型

素体血热，外感风湿，营卫失和，气血不畅，蕴阻肌肤，不得宣泄。

三、施治原则

清热凉血，祛风除湿，调和营卫。

四、治疗方药

1. 生地黄 15g，牡丹皮 10g，赤芍 10g，通草 10g，苍术 10g，苦参 15g，荆芥 6g，防风 6g，白鲜皮 15g，当归 10g，牛蒡子 10g，蝉蜕 10g，甘草 10g。7

剂，水煎服，每日1剂，早晚饭后30分钟温服。

2. 外洗　苦参60g，白鲜皮50g，蛇床子40g，川椒30g，生百部40g，白芷15g，黄柏20g，苍耳子40g，金银花40g，地肤子30g，土槿皮40g，白矾20g，菊花60g，石菖蒲30g。4剂，水煎外洗，两日1剂。

五、复诊

二诊：2013年2月8日。患者周身红斑丘疹部分颜色较前变淡，鳞屑减少，瘙痒明显，咽痛仍在，大便2~4日一行，仍黏滞。舌质红，苔薄黄，脉滑。方药：土茯苓20g，槐花10g，山豆根10g，重楼15g，白鲜皮15g，地肤子15g，苍术10g，白英15g，乌梢蛇15g，蝉蜕10g，金银花15g，连翘10g，黄芩10g，黄连6g，羌活6g，白芷6g，苦参10g，甘草6g。7剂，水煎服，每日1剂，早晚饭后30分钟温服。

三诊：2013年2月15日。周身红斑丘疹渐平，瘙痒明显减轻，大便3~4日一行。舌质红，苔薄黄，脉滑。方药：继服前方加酒大黄6g、枳壳10g。服7剂巩固疗效。

六、按语

本例患者皮损鲜红，瘙痒尤甚，"风"象明显，同时观其大便黏滞不爽，可知亦有"湿"之留恋，由此诊其当为"风""湿""热"三邪交杂，治以疏风、清热、除湿，其正合《外科正宗》"消风散"之义。本方中荆芥、防风、牛蒡子、白鲜皮、蝉蜕疏风止痒，以解在表之风邪，配伍苍术、苦参、通草清热燥湿，且用凉血活血之"犀角地黄汤"，而合"治风先治血"之义。诸法相合，凉血与祛风并用，祛邪与扶正兼顾，使风湿得去，血脉调和，诸症自止。

二诊患者皮疹减轻，但仍有瘙痒，并知患者咽痛日久，可知此为风邪羁留，日久不祛。李领娥教授认为银屑病初期多因"外风"为患，但若风邪久居，则会入里入络，而见"内风"或"经络之风"，此时不单要祛外风，更应要熄内风、搜经络之风，因此以解毒祛风为主，使外风宜祛，内风得熄，内外兼顾，疗效倍增。

三诊时皮疹已基本消退，不痒，但便干，遂以酒军、枳壳之品缓而下之，诸症皆除。

在本病的治疗中突出了治风之法在银屑病中的应用，临证时根据"风邪"的性质、兼杂，可采用相应的祛风之法、治风之药，此为银屑病的治疗开辟了一条新的蹊径。

案例二

一、病例简介

李某，男，37 岁。初诊日期：2012 年 11 月 2 日。

主诉：躯干四肢红斑丘疹鳞屑伴瘙痒 6 个月余。

现病史：半年前夜间餐后无明显诱因躯干部起红斑丘疹，未予治疗，皮疹日渐增多，延及四肢，就诊于某县医院，诊断为"银屑病"，予药物口服及外用（具体不详）。经治疗，皮疹好转，后间断发作，自行外用"氟氢松类软膏"，皮疹减轻，冬季皮疹加重。大便偏干，1～2 日一行，舌质红，苔薄黄，脉弦数。

皮肤专科情况：周身散在或密集点滴状或片状红斑，部分融合成大片，背部较重，上覆肥厚白色鳞屑，刮之易脱，可见出血点。

中医诊断：白疕。

西医诊断：银屑病（进行期）。

二、辨证分型

风热血热证，兼有阴耗血瘀。

三、施治原则

清热解毒益气，活血凉血养阴。

四、治疗方药

1. 中药处方　竹叶石膏汤合黄连解毒汤加减。竹叶 15g，石膏 15g，怀山药 15g，麦门冬 15g，西洋参 10g，黄连 3g，黄芩 10g，山栀 10g，黄柏 15g，漏芦 10g，三七 3g，凌霄花 15g，槐花 10g。7 剂，水煎服，每日 1 剂，早晚饭后 30 分钟温服。

2. 外用　以自制青黛膏涂敷患处，每日 2～3 次。

五、复诊

2012 年 11 月 10 日，服药 7 剂后，周身皮疹颜色转淡，鳞屑减少，嘱继服上方 3 个月余，后来电告知皮损消失 2 个月，未复发。

六、按语

患者素体不耐，血分有热，夜间餐后复感风热之邪，内外合邪，伏于营血，流于肌肤而发红疹；热入营血，化燥伤阴，肌肤失养则起银白色鳞屑；冬令之际气候干燥，与风热化燥病机相合，故逢冬加剧；化燥生风，风盛则自觉瘙痒；血热盛则炼液成瘀，阻于肌肤，故见斑块，色暗红；风为阳邪，善行数变，故泛发躯干四肢，反复发作，时好时坏；热灼津液故见大便干；舌质红，苔薄黄，脉弦数皆为风热血热之象。其病位在肌肤，病性属实，可与湿疮、风热疮等进行鉴别。本例病机主要为素体血分有热，复感风热之邪，内外合邪，风热血热毒邪伏于营血，阻于肌肤而发疹，病久兼有耗气伤阴。故治疗以清热解毒益气、活血凉血养阴为原则。

方中黄连、竹叶、石膏清热解毒、清火除烦，直折气分之热，以防血热毒邪之蒸，为君药；西洋参、怀山药、麦门冬益气养阴生津，以止气耗阴伤之苦，为臣药；黄芩、山栀、黄柏清利三焦之热，皆能解毒、三七、漏芦、凌霄花、槐花活血化瘀、凉血解毒，共同辅佐君臣以建功，故为佐使之药。纵观全方，其一清热解毒，着重清泄气分毒热，气分毒热得以清泄，波及营血之毒热随之得减；其二，益气养阴，着重气津、阴液的滋生和护养，既填耗损之气阴，又防攻伐之伤正；其三佐以活血化瘀、凉血解毒之品，使郁滞肌肤之热毒瘀血得去，气血得畅，邪去而正安。全方共奏清热解毒益气、活血凉血养阴之功。

第二节　掌跖脓疱病

案例一

一、病例简介

张某，男，43 岁。初诊日期：2010 年 12 月 31 日。

主诉：手足起红斑脓疱伴痒痛半年余。

现病史：患者半年前无明显诱因，手足部出现红斑、脓疱，未予系统治疗，病情时轻时重，反复发作，今为求进一步诊治，就诊我科门诊，现主症：手足部散在或密集片状红斑，上覆针尖至粟粒大脓疱，淡黄色或黄白色，部分融合呈脓湖，伴肿胀、痒痛，平素手足心热，大便 2 次/日，质稀，不成形，舌质紫暗，苔白，脉沉细数。

中医诊断：白疕。

西医诊断：掌跖脓疱病。

二、辨证分型

素体蕴热，或禀赋不足，脾胃虚弱，失于运化，湿热内生，兼感毒邪，湿热邪毒，蕴积肌肤。

三、施治原则

清利湿热，祛风解毒。

四、治疗方药

1. 方药　土茯苓 60g，萆薢 30g，乌梢蛇 30g，白鲜皮 15g，茵陈 20g，猪苓 15g，泽泻 20g，紫花地丁 20g，金银花 30g，蒲公英 30g，露蜂房 15g，蝉蜕 10g，蚕沙 30g（包煎），赤小豆 30g，车前子 15g（包煎），蜈蚣 2 条。14 剂，水煎服，每日 1 剂，早晚饭后 30 分钟温服。

2. 外用三黄止痒散，水、蜜等分调匀后日 2 次涂搽患处。

五、复诊

二诊：2011 年 3 月 10 日。患者皮疹较前缓解，手指末节散见粟粒大脓疱，仍有红斑脱屑之象，大便 1 次/日，质稀，不成形，矢气多。舌质紫暗，苔白，脉沉细数。继服前方加苍术 20g、焦白术 15g、茯苓皮 20g、黄连 10g。服 14 剂。

三诊：2011 年 3 月 25 日。手足未发脓疱，原有脓疱消退明显，大便仍不成形，日一行，偶有胃区发凉。继服前方去黄连，加吴茱萸 10g、木鳖子、秦皮 20g、川椒 20g。服 14 剂。

四诊：2011 年 4 月 10 日。手足部皮疹基本消退，诸症皆除。

六、按语

本例患者掌跖脓疱病现手足部脓疱为主症，中医认为脓为热盛肉腐蒸酿而成，为气血所化生，"脓者，多湿热之象也"。但本病发生或实或虚，实者可因素体蕴热，外感毒邪，以致毒热炽盛，气血两燔；虚者可由饮食不节，或寒凉太过，伤及脾胃，脾失健运，湿热内蕴，日久化毒而成。针对以上病机，在治疗上除清热除湿之外，还需顾护脾胃，一可健脾以化湿，二又可防苦寒直折，更伤脾土。本患散发脓疱，手足心热，通过对其病机及症状分析，应抓住"湿""热""毒"进行辨治，方中以土茯苓为主药，辅以萆薢、蚕沙、茵陈、车前子、泽泻、猪苓利湿化浊，以治本病之"湿"；紫花地丁、金银花、蒲公英、赤小豆清热力佳，以疗本疾之"热"；乌梢蛇、蜈蚣之虫类之品，内可通络解毒，外能达表宣热，以毒攻"毒"；同时辅以鲜皮、露蜂房、蝉蜕之疏风之药，一可祛风以止痒，二又因"风能燥湿"，以助苓薜之类，可谓一举双得。

二诊时辅苍术、焦白术、茯苓皮等健脾之品，以助脾运湿除，同时据"取类比象"之法，皮类药物又具"以皮达皮"之效，诸药既除湿，又健脾，内外兼顾，标本同治。

三诊因患者胃区发凉，便不成形，盖黄连清中焦湿火以致，遂去之。并以吴茱萸、川椒温中助阳，暖脾运湿；《本草纲目》云："木鳖子，治疳积痞块，利大肠泻痢，痔瘤瘰疬"，其合秦皮共奏收涩止痢之功。

本病在治疗过程中外治"湿"邪，内疗"脾"脏，结合"苦寒燥湿""风药胜湿""健脾运湿"之法，使脏腑和、气血畅、诸邪除。

案例二

一、病例简介

马某，女，26岁。初诊日期：2011年2月14日。

主诉：手足起红斑脓疱伴瘙痒5个月余。

现病史：患者5个月前无明显诱因，首先于左手示指、无名指末端屈侧、右手大鱼际及掌心起针尖大水疱，皮疹局部瘙痒，2~3天后水疱变为脓疱，10天后脱屑明显，3个月前皮疹累及左手小鱼际处，未予诊治，今为进一步诊治，就诊笔者门诊，现主症：双手散见针尖大脓疱，部分干瘪而成针尖样褐色色素沉着，局部干燥脱屑，偶有瘙痒，手指指甲凹陷变形，伴手足心热，口干口苦，大便尚可，小便短赤，舌质红，苔黄厚腻，脉滑数。

中医诊断：白疕。

西医诊断：掌跖脓疱病。

二、辨证分型

血热内蕴，脾病生湿，湿热壅盛，上扰掌心，热腐成脓。

三、施治原则

健脾利湿，清热凉血。

四、治疗方药

1. 方药　土茯苓80g，茯苓20g，黄芪40g，生薏苡仁60g，滑石20g（包煎），木通10g，黄芩15g，黄柏15g，苍术15g，苍耳子10g，车前子15g（包煎），泽泻15g，萆薜30g，半枝莲15g，白英30g，蒲公英30g，紫草15g，杏仁10g，蜈蚣2条，全蝎6g，野菊花20g。7剂，水煎服，每日1剂，早晚饭后30分钟温服。

2. 外洗方 地骨皮 30g，秦艽 30g，明矾 40g，川椒 40g，五倍子 20g，生百部 40g，黄柏 40g，地肤子 30g，土槿皮 30g，苍耳子 30g，苍术 30g，黄精 30g，木通 20g，白鲜皮 30g，苦参 40g。4 剂，水煎取汁，两日 1 剂，外洗泡手。

五、复诊

二诊：2011 年 2 月 21 日。患者原有水疱部分消退，新起零星绿豆大小脓疱。继服前方加虎杖 30g、甘草 6g。服 7 剂。外洗方加蒲公英 40g、儿茶 30g、狼毒 20g。4 剂，用如前法。

三诊：2011 年 2 月 28 日。皮疹恢复良好，手足部较为光亮，已无新发脓疱，诸症皆轻。继服前方加浮萍 15g。服 7 剂。

六、按语

本例患者双手掌脓疱为患，盖脾虚生湿，从于热化，湿热之邪，熏蒸于心，肉腐脓成，而发本病。治疗上以《疡科心得集》"萆薢渗湿汤"为基础方加减，方中仍以土茯苓重用而解毒除湿；萆薢利水，分清化浊，均为主药；薏米、苍术健脾燥湿；黄柏、泽泻泄热渗湿；茯苓分利湿热；车前、滑石、通草利水通淋；黄芪益气利水；亦有杏仁一味，乃开肺表之品。如此燥湿、渗湿、导湿、利湿并用，使湿之退而有路，或从健脾而解，或从小便而走，或从腠理而出。同时辅以清热凉血之品，并加入蜈蚣、全蝎之虫类药物，取其走窜通络，以毒攻毒之效。诸药相伍，燥湿利水而不伤阴，补益扶正而不敛邪，标本兼治，湿祛热清，掌复光亮。

同时方中半枝莲、白英、蜈蚣、全蝎、紫草等药物经现代药理学研究表明，其均具有免疫抑制作用，针对银屑病的这一亚型，可发挥良好的免疫调节功效。

第三节 红皮病型银屑病

案例一

一、病例简介

林某，男，10 岁。初诊日期：2008 年 2 月 25 日。

主诉：周身起皮疹 3 个月，加重 1 周。

现病史：患者 3 个月前无明显诱因周身出现红斑、脱屑，就诊于当地县医院，诊为"银屑病"，经治疗（具体用药不详）病情逐渐加重。1 周前病情继续加重，伴有高热，最高体温 40℃，就诊于北京多家医院，考虑为"红皮病型银屑病"，予清开灵注射液、维生素 C 静脉滴注，口服中药汤剂、发热时口服"对乙酰氨基酚片"，外用地塞米松注射液、鱼肝油软膏、艾洛松、维生素 E 霜等，全身肿胀未见好转，仍高热，周身皮肤肿胀，皮肤潮红。为求进一步诊治，就诊笔者门诊，现主症：周身皮肤弥漫性红斑，肿胀疼痛，剧烈瘙痒，影响睡眠，颈部及腹股沟可触及浅表淋巴结肿大，咽红充血，双扁桃体Ⅱ度肿大，口干喜饮，发热，无恶寒，无心慌及胸闷，纳差，小便调，大便 2 日未行。舌质红绛，苔黄，脉滑。

皮肤专科情况：周身弥漫性红斑，皮肤干燥，上覆大量细碎白色鳞屑，触之皮温高，头皮覆盖较厚鳞屑。

辅助检查：血常规：白细胞（WBC）17.90×10^9/L，中性粒细胞（NEUT）68.7%，淋巴细胞（LYM）20.8%。

中医诊断：白疕。

西医诊断：红皮病型银屑病。

二、辨证分型

热毒内蕴，络脉阻滞。

三、施治原则

清热凉血，解毒通络。

四、治疗方药

1. 羚羊角粉（分冲）0.3g，生地 15g，牡丹皮 15g，赤芍 15g，丹参 15g，玄参 15g，金银花 30g，连翘 10g，竹叶 10g，泽泻 10g，生薏苡仁 30g，茯苓 15g，生石膏（先煎）20g，知母 15g，生甘草 6g，板蓝根 15g，牛蒡子 10g，生白术 15g，生大黄（后下）3g。水煎服，日 1 剂。

2. 药浴方　黄柏 10g，紫草 10g，金银花 15g，马齿苋 30g，苦参 10g，白鲜皮 15g，地肤子 15g，忍冬藤 15g，海桐皮 15g。水煎浸洗，每次 15 分钟，每日 1 次，洗浴后甘草油外涂。

3. 西药　生理盐水 100mL + 头孢呋辛 1g，静脉滴注，1 日 2 次，以抗感染。

五、复诊

二诊：2008 年 3 月 3 日。服药 1 周后，周身瘙痒减轻，口干喜饮好转，睡眠可，小便调，大便每日两次，质软成形。体格检查：体温 37.2℃，一般情况可，颈部及腹股沟可触及浅表淋巴结肿大数目未见增多及减少，周身皮肤潮红颜色变淡趋于正常，干燥，上覆细碎鳞屑，舌质红，苔薄，脉滑数。复查血常规：白细胞计数 8.25×10⁹/L，中性粒细胞百分比 55.4%，淋巴细胞百分比 33.2%，单核细胞（MON）8.5%。继服上方。

三诊：2008 年 3 月 17 日。服药 14 剂后，患者皮肤颜色正常，仍干燥，偶觉瘙痒，舌红苔薄黄，脉滑。考虑患者热毒灼伤阴液，络脉空虚，治以滋阴养血润肤、健脾益气通络。内服药：玄参 15g，生地 15g，麦门冬 10g，牡丹皮 15g，赤芍 15g，白芍 10g，首乌藤 15g，丹参 15g，生薏仁 30g，茯苓 15g，生甘草 6g，牛蒡子 10g，生白术 15g，炙黄芪 10g，焦三仙 30g。水煎服，每日 1 剂。药浴方：桃仁 10g，杏仁 6g，生何首乌 10g，鸡血藤 15g，忍冬藤 15g，首乌藤 15g，透骨草 15g，路路通 15g。水煎浸洗，洗浴后甘草油外涂，水煎浸洗，洗浴后，皮肤外用橄榄油。门诊随诊 1 年未见复发。

六、按语

方中羚羊角粉、生地黄、紫草清热凉血消斑；板蓝根、大青叶清热解毒利咽；土茯苓、土大黄清解深入营血之毒热；金银花配连翘以清营透热，生大黄通腑泄热，使热毒内外双清。上述诸药配合可清热解毒通络，使毒祛络脉通，病趋康复。知母清热泻火、滋阴润燥，同时增强清气分热之力，防止热入营血；玄参益阴解毒消斑；苦参燥湿止痒；佐以丹参清心除烦、凉血活血，首乌藤养血祛风通络，生黄芪益气扶正，充实气络；炒白术、炒麦芽顾护脾胃。诸药合用，以清热凉血、解毒通络为主，佐以活血、滋阴、健脾益气、祛邪兼顾扶正。

另外，内服药物同时，辨证应用中药药浴治疗银屑病，可以事半功倍，急性期以清热解毒之黄柏、金银花、紫草等为主，佐以除湿通络止痒的苦参、马齿苋、白鲜皮、地肤子、忍冬藤、海桐皮等，缓解期滋阴润燥之桃仁、杏仁、生何首乌为重点，佐以鸡血藤、忍冬藤、首乌藤、透骨草、路路通等通经活络之药。内外合治，热毒祛，络脉通，病趋痊愈。

案例二

一、病例简介

马某，女，52岁。初诊日期：2015年7月3日。

主诉：下肢皮疹4年余，伴双下肢皮肤红肿1周。

现病史：患者4年前无明显诱因出现双下肢红斑丘疹伴脱屑，瘙痒剧烈，就诊于当地医院，诊断为"银屑病"，曾予激素间断治疗，病情时有反复。1周前无明显诱因出现双下肢皮肤片状红肿，逐渐融合成片，自用卤米松等药膏治疗后未见好转，遂就诊笔者门诊。现主症：双下肢弥漫性红肿，灼热瘙痒感明显，口干喜饮，发热，恶寒肢冷，纳眠可，二便调。舌淡暗，苔薄白，脉沉细。

皮肤专科情况：双下肢弥漫性大片红斑疹，双下肢肿胀，触之皮温高，皮肤干燥，上覆大量细碎白色鳞屑，刮除鳞屑可见皮肤基底潮红，伴筛状出血点，皮损周围可见明显抓痕。

中医诊断：白疕。

西医诊断：红皮病型银屑病。

二、辨证分型

脾虚湿热内蕴证。

三、施治原则

温阳利水，祛湿通络。

四、治疗方药

中药处方：四妙丸合真武汤加减。处方：苍术10g，黄柏10g，怀牛膝15g，生薏苡仁30g，茯苓15g，赤芍15g，干姜15g，炒白术20g，猪苓20g，麻黄10g，制附片6g，牡丹皮10g，紫草10g，生石膏30g。每日1剂，水煎服，分2次服。

五、复诊

二诊：2015年7月10日。服药1周后患者下肢水肿渐退，皮温减低，皮色转暗，脱屑增多，瘙痒加重。前方去生石膏、麻黄，加肉桂10g、地肤子30g、金钱草15g、海金沙10g、白茅根15g。

三诊：2015年7月25日。服药14剂后，水肿全部消退，肤痒不明显，皮疹颜色转淡，可见部分皮肤恢复正常肤色。原方去海金沙、地肤子，加女贞子 10g、旱莲草 10g、生黄芪 20g、山药 15g、当归 15g。继服。

六、按语

红皮病患者多以火毒论治为多，但本例患者为肾阳不足、湿阻络瘀之证。红皮病患者常热毒之象明显，以热伤营血之证居多。但临床很多红皮病患者多由银屑病发展而来，本病皮损多为脱屑，瘙痒等干燥之象，但具有慢性病程，反复发作、缠绵难愈的湿邪为患的特征，加之日久伤正化瘀，湿浊、瘀血日久均可化热。因此，在治疗上养血活血润燥的同时，需注意清除湿热之邪。

患者中年女性，年过半百，女子"七七"之年，肾气不足，阴阳俱损，尤以阳虚者居多。湿热、血瘀、肾阳不足，常构成虚实夹杂之证。治疗当秉承"急则治标，缓则治本"的思想。急性发作期，当以清利为主，热象渐退，湿浊清利之后当以健脾、温阳为主导。临证中李领娥教授常寒热并用，攻补兼施，但于治疗的不同阶段各有侧重。本案初诊之时，湿热之象明显，以四妙丸合真武汤为主方加清热之品加减，旨在清除湿热之标，同时兼顾活血化瘀、温补肾阳。二诊之时，患者热退，湿减，去寒凉之石膏、辛散之麻黄，予肉桂引火归元，同时予白茅根、海金沙、金钱草通利剩余湿热。三诊时，患者湿热不显，针对肝肾不足、肾阳火衰的本虚之象，投以女贞子、旱莲草滋补肝肾，同时予健脾益气、养血活血之品，培补后天之本，纵观整个治疗过程，在疾病的不同阶段体现了通－利－补的治疗思想。

附录 1　银屑病中医治疗专家共识（2017 年版）

中华中医药学会皮肤科分会

中华中医药学会皮肤科分会《银屑病中医治疗专家共识（2017 年版）》认为银屑病为免疫相关的慢性复发性炎症性皮肤病，典型皮损为鳞屑性红斑。本病病程较长，病情易反复，缠绵难愈，给患者的身心健康带来严重的不良影响。银屑病临床分 4 种类型，包括寻常型、红皮病型、脓疱型和关节病型，其中以寻常型最常见，占全部患者的 97% 以上，寻常型银屑病又分为进行期、静止期和退行期 3 期。古代文献记载有"松皮癣""干癣""蛇虱""白壳疮"等病名。现相当于"白疕"。

中医认为本病总由营血亏虚，血热内蕴，化燥生风，肌肤失养而成。初起多为内有蕴热，复感风寒或风热之邪，阻于肌肤；或机体蕴热偏盛，或性情急躁；或外邪入里化热，或患食辛辣肥甘及荤腥发物，伤及脾胃，郁而化热，内外之邪相合，蕴于血分，血热生风而发。

病久耗伤营血，阴血亏虚，生风化燥，肌肤失养，或加之素体虚弱，病程日久，气血运行不畅，以致经脉阻塞，气血瘀结，肌肤失养而反复不愈；或热蕴日久，生风化燥，肌肤失养，或流窜关节，闭阻经络，或热毒炽盛，气血两燔而发。

一、治疗原则

以中医辨证论治、内外治结合为原则。进行期以清热凉血为主，静止期、退行期以养血润燥、活血化瘀为主。

二、治疗方法

银屑病中医治疗方法众多,临床需根据皮损特征及病程变化,并结合患者体质、伴随症状及舌脉,辨证选用适宜的内外治方法。

(一)辨证论治

1. 血热证(相当于寻常型银屑病进行期)

(1)证候特点:皮疹多呈点滴状,发展迅速,颜色鲜红,层层鳞屑,瘙痒剧烈,抓之有点状出血。新的皮疹不断增多或者迅速扩大。伴口干舌燥,咽喉疼痛,可见乳蛾,心烦易怒,大便干燥,小便黄赤,舌质红,苔薄黄,脉弦滑或数。

(2)治法:清热凉血,解毒消斑。

(3)方药:犀角地黄汤或凉血解毒汤加减(犀角改服羚羊角粉或水牛角粉)。方药:水牛角、牡丹皮、生地黄、赤芍、土茯苓、生槐花、紫草、草河车、白鲜皮、赤芍。咽喉肿痛者,加板蓝根、射干、玄参;因感冒诱发者,加金银花、连翘;大便秘结者,加生大黄。

2. 血燥证(相当于寻常型银屑病静止期、退行期)

(1)证候特点:病程较久,皮疹多呈斑片状,颜色淡红,鳞屑减少,干燥皲裂,自觉瘙痒。伴口咽干燥。舌质淡红,苔少,脉缓或沉细。兼肝郁症:情志抑郁,胸胁苦满,善太息,脉弦。兼脾虚症:便溏,纳呆,腹胀,舌体胖大、有齿痕,脉濡。

(2)治法:养血润燥,解毒祛风。

(3)方药:当归饮子或养血润燥汤加减。方药:当归、白芍、川芎、生地黄、白蒺藜、防风、荆芥、何首乌、黄芪、甘草、丹参、麦门冬、玄参、鸡血藤、土茯苓。肝郁者:加郁金、柴胡、焦栀子、牡丹皮等;脾虚者,加炒白术、山药、茯苓;风盛瘙痒明显者,加白鲜皮、乌梢蛇。

3. 血瘀证(相当于寻常型银屑病静止期)

(1)证候特点:皮损反复不愈,皮疹多呈斑块状,鳞屑较厚,颜色暗红。女性可有月经色暗,或夹有血块。舌质紫暗有瘀点、瘀斑,脉涩或细缓。兼血虚证:面色萎黄或淡白,爪甲淡,月经延后或色淡量少,舌质淡苔薄,脉沉或细。

(2)治法:活血化瘀,解毒通络。

（3）方药：桃红四物汤或活血解毒汤加减。方药：桃仁、红花、当归、赤芍、生地黄、川芎、莪术、鬼箭羽、鸡血藤、丹参、白花蛇舌草。病程日久，反复不愈者，加土茯苓、白花蛇舌草、蜈蚣；皮损肥厚色暗者，加三棱、莪术；月经色暗，经前加重者，加益母草、泽兰。兼血虚者，加当归、丹参、鸡血藤、川芎等。

4. 湿毒蕴阻证（相当于反转性银屑病或掌跖脓疱病）

（1）证候特点：皮损多发生在腋窝、腹股沟等皱褶部位，红斑糜烂，痂屑黏腻，瘙痒剧烈；或掌跖红斑、脓疱、脱皮。或伴关节酸痛、肿胀，下肢沉重，头身困重，舌质红，苔黄腻，脉滑。

（2）治法：清利湿热，解毒通络。

（3）方药：萆薢渗湿汤加减。方药：萆薢、薏苡仁、黄柏、茯苓、牡丹皮、泽泻、滑石、通草。脓疱泛发者，加蒲公英、紫花地丁、半枝莲；关节肿痛明显者，加羌活、独活、秦艽、忍冬藤；瘙痒剧烈者，加白鲜皮、地肤子。

5. 火毒炽盛证（相当于脓疱型银屑病）

（1）证候特点：全身皮肤潮红、肿胀、灼热痒痛，大量脱皮，或有密集小脓疱。伴壮热，口渴，头痛，畏寒，大便干燥，小便黄赤，舌红绛，苔少，脉弦滑数。

（2）治法：清热泻火，凉血解毒。

（3）方药：黄连解毒汤合五味消毒饮加减。方药：生地黄、牛蒡子、黄连、栀子、桔梗、黄芩、知母、赤芍、玄参、连翘、淡竹叶、甘草、牡丹皮。寒战高热者，加生玳瑁；大量脱皮，口干唇燥者，加玄参、天花粉、石斛；大便秘结者，加生大黄。

6. 风湿阻络证（相当于关节病型银屑病）

（1）证候特点：皮疹红斑不鲜，鳞屑色白而厚，抓之易脱，关节肿痛，活动受限，甚至僵硬畸形。伴形寒肢冷，舌质淡，苔白腻，脉濡滑。兼阳虚证：面色萎黄或淡白，畏寒肢冷，喜热饮，唇色淡，小便清长，脉沉或弱。

（2）治法：祛风化湿、活血通络。

（3）方药：独活寄生汤合三藤加减。方药：独活、桑寄生、杜仲、牛膝、细辛、秦艽、茯苓、桂枝、防风、川芎、甘草、当归、芍药、地黄、雷公藤、首乌藤、鸡血藤。阳虚者，加黄芪桂枝肉桂等。

7. 热毒伤阴证（相当于红皮病型银屑病）

（1）证候特点：全身皮肤潮红、肿胀、灼热痒痛，大量脱皮，伴口干口渴,五心烦热,大便干燥,小便黄赤,舌红绛,少苔或无苔,脉细数。

(2)治法:清热解毒、养阴凉血。

(3)方药:清营汤合生脉饮加减。方药:水牛角、生地黄、金银花、连翘、元参、黄连、竹叶心、丹参、麦门冬、人参、五味子。

(二)中成药

1. 复方中成药

(1)消银颗粒(胶囊或片):成分:地黄、牡丹皮、赤芍、当归、苦参、金银花、牛蒡子、蝉蜕、白鲜皮、防风、大青叶、红花。功效:清热凉血,养血润燥,祛风止痒。适应证:用于血热风燥型和血虚风燥型白疕。用法用量:开水冲服(或口服),3.5g/次(5~7粒或片),3次/日,1个月为1个疗程。不良反应及禁忌尚不明确。

(2)复方青黛胶囊(丸或片):成分:马齿苋、土茯苓、白鲜皮、白芷、青黛、紫草、丹参、蒲公英、贯众、粉草薢、乌梅、五味子、山楂、建曲。功效:清热解毒,消斑化瘀,祛风止痒。适应证:进行期银屑病。用法用量:口服,4粒/次(6g或4片),3次/日。不良反应:胃部不适、腹痛、稀便等消化道症状。禁忌:孕妇、脾胃虚寒及胃部不适者慎用。

(3)克银丸:成分:土茯苓、白鲜皮、北豆根、拳参。功效:清热解毒,祛风止痒。适应证:用于皮损基底红,便秘,尿黄属血热风燥证银屑病。用法用量:口服,100粒/次(1袋),2次/日。不良反应:肝损害和剥脱性皮炎。禁忌:尚不明确。

(4)润燥止痒胶囊:成分:何首乌、制首乌、生地黄、桑叶、苦参、红活麻。功效:养血滋阴,祛风止痒,润肠通便。适应证:用于血虚风燥所致的皮肤瘙痒,痤疮,便秘。用法用量:口服,4粒/次,3次/日,2周为1个疗程。不良反应:尚不明确。禁忌:尚不明确。

(5)郁金银屑片:成分:秦艽、郁金(醋制)、莪术(醋制)、当归、桃仁、红花、马钱子粉、土鳖虫、乳香(醋制)、香附(酒制)、大黄、木鳖子(去壳砸碎)、雄黄、石菖蒲、关黄柏、皂角刺、玄明粉、青黛。功效:疏通气血,软坚消积,清热解毒,燥湿杀虫。适应证:银屑病。用法用量:口服,3~6片/次,2~3次/日。不良反应:尚不明确。禁忌:运动员慎用。

(6)八宝五胆药墨:成分:水牛角浓缩粉、羚羊角、麝香、冰片、珍珠、蟾酥、牛黄、朱砂、牛胆、熊胆、蛇胆、猪胆、川芎、青鱼胆、藕节、红花、小蓟、大蓟、白茅根、夏枯草、牡丹皮、丁香。功效：消炎解毒，活血止痛，凉血止血，消肿软坚，防腐收敛。适应证：用于吐血，咳血，鼻衄，便血，赤白痢下，痈疽疮疡，无名肿毒，顽癣、皮炎、湿疹等。用法用量：口服：捣碎后用开水冲服，0.5g/次，2 次/日，小儿酌减。外用：取适量，加水磨浓汁涂患处。不良反应：尚不明确。禁忌：孕妇忌服；凡疔疮、囊肿表面已溃处禁用。

其他复方中成药：银屑胶囊、疗癣卡西甫丸、紫丹银屑胶囊、苦丹丸等。

2. 单方类中成药

（1）雷公藤、昆明山海棠：功效：抗炎镇痛、免疫调节、改善血流、抗菌和杀虫作用。主要剂型有单味药、糖浆、冲剂、片剂。适应证：可用于寻常型、红皮病型、掌跖脓疱型和关节病型银屑病。

（2）雷公藤多甙片：成分：雷公藤多甙。功效：祛风解毒、除湿消肿、舒筋通络。有抗炎及抑制细胞免疫和体液免疫等作用。适应证：同雷公藤；用法用量：30～60mg/d，3 次/日。不良反应：性腺抑制、骨髓抑制及胃肠道反应，并可由逆行性肝酶升高和血肌酐清除率下降，有生育要求的男女禁用。用药期间应定期监测血常规及肝功能。

（3）火把花根片：功效：祛风除湿，舒筋活络，清热解毒。适应证：适用于风湿性、类风湿关节炎、慢性肾炎、系统性红斑狼疮、血管炎、脉管炎、银屑病、硬皮病等。用法用量：口服，2 片/次，3 次/日。不良反应：性腺抑制、骨髓抑制和胃肠道反应。禁忌：孕妇、哺乳期妇女、有生育要求的男女或患有肝脏疾病等严重全身病症者禁用；患有骨髓造血障碍者、消化性溃疡指肠溃疡活动期及严重心律失常者禁用。

3. 中药单体（提取）药

（1）白芍总苷胶囊：成分：中药白芍中提取的有效单体。功效：免疫调节、抗炎镇痛、养阴保肝作用。适应证：寻常型银屑病的辅助治疗，可缓解关节肿胀疼痛、皮损干燥脱屑，应用维 A 酸类或甲氨蝶呤时配合服用可缓解口唇干燥、脱皮，减少肝损。用法用量：600mg/次，2～3 次/日。不良反应：偶有软便，不需处理，可以自行消失。

（2）其他单方类中成药：补骨脂素等。

4. 外用中成药

（1）青鹏膏剂：成分：棘豆、亚大黄、铁棒锤、诃子（去核）、毛诃子、余甘子、安息香、宽筋藤、人工麝香。功效：具有抗炎、镇痛、消肿、活血化瘀、改善微循环和抗菌等作用。适应证：各种证型的寻常型银屑病。不良反应及禁忌：尚不明确。

（2）冰黄肤乐软膏：组成：大黄、姜黄、硫黄、黄芩、甘草、冰片和薄荷脑。功效：清热燥湿，活血祛风，止痒消炎。适应证：各种证型的寻常型银屑病。不良反应及禁忌：尚不明确。

5. 注射用中成药

（1）丹参注射液：成分：丹参。功效：活血化瘀，通脉养心。适应证：偏重于血瘀型银屑病。用法用量：静脉注射，4mL/次（用50%葡萄糖注射液20mL稀释后使用），1～2次/日；静脉滴注，10～20mL/次（用5%葡萄糖注射液100～500mL稀释后使用），1次/日。不良反应：偶见过敏反应。禁忌证：对本类药物有过敏或严重不良反应病史患者禁用。

（2）清开灵注射液：成分：胆酸，珍珠母，猪去氧胆酸，栀子，水牛角，板蓝根，黄芩苷，金银花。功效：清热解毒，镇静安神。适应证：血热证银屑病，用法用量：静脉滴注，20～40mL/d，以10%葡萄糖注射液200mL或氯化钠注射液100mL稀释后使用。不良反应及禁忌：尚不明确。

（3）喜炎平注射液：成分：穿心莲内酯磺化物。功效：清热解毒、止咳止痢，适应证：银屑病有热证表现者。用法用量：肌内注射：成人50～100mg/次，2～3次/日；小儿酌减或遵医嘱。静脉滴注：成人：250～500mg/d，儿童：每日按体质量5～10mg/kg(0.2～0.4mL/kg)，最高剂量不超过250mg，以5%葡萄糖注射液或0.9%氯化钠注射液100～250mL稀释后静脉滴注，1次/日。不良反应较少。禁忌：对本品或含有穿心莲内酯磺化物制剂过敏者禁用、有严重不良反应病史者禁用；1岁以下幼儿及孕妇禁用。

（4）其他注射用中成药：炎琥宁注射液。

（三）外治疗法

1. 药物外治疗法

（1）中药浸浴疗法：功效：清热解毒、润肤止痒、软坚散结，活血化瘀。适应证：各期寻常型银屑病，皮疹有破损、渗出，或皮疹鲜红及进展较快时，不宜使用。推荐中药组成：①进行期：马齿苋、黄柏、苦参、蛇床子、土茯苓等；②静止期及退行期：鸡血藤、丹参、桃仁、黄芪、茯苓、白术等。

（2）中药熏蒸疗法：功效：养血解毒、润肤止痒、疏通经络、活血化瘀。适应证：静止期及退行期寻常型银屑病和关节病型银屑病。推荐中药组成：

静止期及退行期寻常型银屑病同中药浸浴疗法；关节病型银屑病：鸡血藤、忍冬藤、雷公藤、土茯苓、桂枝、黄芪等。

（3）中药湿敷疗法：功效：清热解毒、燥湿止痒。适应证：进行期寻常型银屑病、红皮病型银屑病和脓疱型银屑病。推荐中药组成：马齿苋、生地榆、黄芩、黄柏等。

（4）中药淋洗疗法：功效：清热解毒、祛风止痒。适应证：头部银屑病。推荐中药组成：大青叶、侧柏叶、桑叶、皂角、连翘、丹参、蛇床子等。

（5）中药涂擦疗法：功效：清热解毒，软坚散结，活血化瘀，润肤止痒。适应证：各种类型银屑病。推荐药物黄连膏、青黛膏、普连膏等。

（6）中药封包疗法：功效：润肤止痒，散结化瘀。适应证：静止期及退行期寻常型银屑病及掌跖脓疱病。推荐药物中药软膏制剂局部皮损封包。

2. 非药物外治疗法

（1）留罐疗法：功效：活血化瘀、行气通络。适应证：寻常型银屑病的静止期及退行期。方法：利用燃烧时火焰的热力，排除空气，形成负压，将罐吸附在皮肤上，留置于施术部位 10～15 分钟，然后将罐起下，单罐、多罐皆可应用。

（2）走罐疗法：功效：行气活血、通经活络，祛瘀生新。适应证：斑块状银屑病。方法：选用口径较大的罐，最好用玻璃罐，罐口要平滑，先在罐口或欲拔罐部位涂一些中药药膏或凡士林等润滑剂，用 95%酒精棉球点燃后，将罐内空气燃尽，迅速将罐体扣在皮损部位，通过罐内的负压吸附于皮损表面，并快速向皮损远心端方向拉动罐体，速度 10～15cm/s，每次拉动方向一致（腰腹部可沿带脉方向），拉动至正常皮肤后借助腕力将罐体与皮肤分离，其后再次将罐内空气燃尽吸附于皮损表面拉动罐体，依此法重复作用于皮损处 30 次，每 5～10 次更换罐体，间歇时间不超过 10 秒，吸附力以罐内皮肤凸起 3～4mm 为度，1 次/日，1 周为 1 个疗程。

（3）刺络拔罐疗法：功效：活血化瘀。适应证：顽固性斑块状银屑病。方法：即先用络合碘消毒棉签消毒患处（皮疹区），然后用一次性梅花针、三棱针、火针在皮疹区叩刺，手法宜轻、宜浅、宜快，使之微见出血为度。然后用透明玻璃火罐拔吸（闪火法）叩刺部位 3～5 分钟，待拔吸出的血量（或渗出液）达到 5～10mL 时，用无菌干棉球擦净血迹即可。

（4）针刺疗法：功效：补益气血，润肤止痒，活血祛瘀。适应证：寻常型银屑病的静止期及退行期。针刺取穴方法：要分循经取穴和临近取穴两种：取大椎、曲池、合谷、血海、三阴交、陶道、肩风、肝俞、脾俞等穴位。手法选择：根据患者中医证型，分别使用补泻手法。

（5）火针疗法：功效：疏通经络，调和气血。适应证：寻常型银屑病的静止期及退行期和关节病型银屑病；方法：常规皮肤消毒，点燃酒精灯，左手持酒精灯，右手持 1 寸毫针，酒精灯加热针体，直至针尖烧至红白，迅速浅刺、轻刺皮疹部位，密度 0.2 ~ 0.3cm，直至皮疹区布满刺点，刺后 24 小时不沾水，以碘伏消毒，1 次/周，5 次为 1 个疗程。

（6）物理疗法：①窄谱 UVB（NB – UVB）：主要波长为 311nm，目前已成为治疗银屑病的主要物理疗法。窄谱 UVB 可单独使用，亦可与其他外用制剂或内用药联合应用。适应证：中重度寻常型银屑病（包括点滴型），关节病型银屑病的斑块状皮损同样适用，红皮病型和脓疱型患者慎用。方法：照射 3 ~ 4 次/周；②光化学疗法（PUVA）：口服或外用补骨脂素（8 – MOP、5 – MOP 或 TMP）后联合 UVA（320 ~ 400nm）照射。适应证：中重度寻常型银屑病（包括局限性斑块状银屑病），红皮病型和脓疱型银屑病。方法：照射 3 次/周。注意：长期应用 PUVA 可致皮肤老化、色素沉着和皮肤癌；有增加白内障的危险性；③308nm 准分子激光和准分子光：起始量为 1 ~ 3 倍最小光毒量，适应证：局限性慢性斑块状银屑病，掌跖脓疱病。方法：照射 1 次/周。

三、调护

1. 饮食　一般给予普食，少食油腻食物，忌食酒类、辛辣刺激之品。

2. 情绪调理　勤与患者沟通，可采用倾听、安慰患者的方法，避免急躁不安情绪，忌怒，心情舒畅，保持良好情绪。练习八段锦，舒缓身体，放松精神。

3. 健康指导　向患者讲解本病特点、治疗过程、用药常识、预防复发措施及注意事项。

4. 提倡未病防治，及早护理　指导患者生活规律，起居有常，合理调配饮食，戒烟戒酒，避免皮肤外伤、搔抓及使用可以致敏的化妆品（包括染发剂和滥用药物，以防本病复发。关注相关疾病，比如：自身免疫性疾病、心血管疾病和代谢综合征等。

附录2 泛发性脓疱型银屑病中医治疗专家共识 (2019年版)

中华中医药学会皮肤科分会

泛发性脓疱型银屑病西医定义为一种病因不明、涉及多个系统、危及生命的自身炎症性皮肤疾病。古代文献记载有"松皮癣""干癣""蛇虱""白壳疮"等病名，现相当于"白疕"，认为毒热炽盛郁久而成脓成腐发于肌表。

本共识规定了中医对泛发性脓疱型银屑病(generalized pustular psoriasis, GPP)的诊断、辨证、治疗、预防与调护。综合并选择质量较高的临床证据，推荐安全、有效的中医药治疗方案，适用于泛发性脓疱型银屑病的诊断、辨证、治疗、预防与调护。

本共识主要内容为泛发性脓疱型银屑病的辨证施治，主要供中医皮肤科、中西医结合皮肤科临床医师，西医皮肤科医师使用，中医科、中医外科等相关临床医师也可参照本共识。

一、证据来源、质量评价和推荐原则

1. 检索策略 数据库检索：MEDLINE，Embase、Cochrane(Cochrane central register of controlled Trials)、中国知识资源总库(CNKI)、中文科技期刊数据库(VIP)、万方数据知识服务平台(Wanfang data、中国生物医学文献服务系统(CBM)。

在研临床试验检索：美国药物临床试验登记网(www. clinicaltrials. gov)和中国临床试验注册中心(www. chictr. org/cn)。

英语检索词：psoriasis pustulosa, generalized pustular psoriasis, complementary medicine, alternative medicine, Traditional Chinese Medicine, Chinese medicine，herb，acupuncture，needle，moxibustion，cupping，auricular therapy。中文检索词：脓疱型银屑病、脓疱性银屑病、草药、中医药、中医、中成药、草药外治、中医外治、中药外治、针法、刺法、针灸、灸法、体针、针刺、拔罐、刺络放血、火针、耳穴等。文献检索限定英语和中文，截止日期为 2018 年 12 月 31 日。

2. 文献纳入及排除标准　文献纳入标准：①中西医结合或/和中医药治疗泛发性脓疱型银屑病的临床研究；②研究设计类型：系统评价(Systematic review)、随机对照试验(Randomized controlled trial，RCT)、队列研究(Cohort study)、病例对照研究(Case - control study)、横断面研究(Cross - sectional study)，病例系列研究(Case series)、病例报告(Case report)、单臂研究(Single arm study)或专家经验等。

文献排除标准：①非临床研究；②研究未报告临床疗效。

3. 证据质量评价标准和分级原则　RCT 采用 Cochrane 手册，观察性研究(包括队列研究、病例对照研究和横断面研究)采用 Newcastle - Ottawa Scale 制定的标准进行质量评价和分级。证据分级参照《传统医学证据体的构成及证据分级的建议》的原则实施。2 名评价者独立完成文献筛选、评价和分级，如意见不一致，由第三方评价者进行裁决。

4. 推荐原则　推荐原则的制定方法：综合中医理论、中西医结合、文献定性/定量研究和专家意见等制定。中医药诊治泛发性脓疱型银屑病的高质量临床研究稀缺，常存在设计缺陷、随机方法应用不当、样本量不足、观察指标不明确、疗效可重复性低、疗效判定指标混乱等问题，导致研究结果存在不同程度的偏倚风险，因此推荐的证据均须取得专家共识。

针对某一证据，专家意见如下：①完全同意；②同意，但有一定保留；③同意，但有较大保留；④不同意，但有保留；⑤完全不同意。如选择①或②的专家人数累计超过 2/3，或选择①或②或③的专家人数累计超过 85%，认为该证据取得专家共识。

本共识参考既往中医诊疗指南制定标准，遵循 GRADE 推荐分级方法：取得专家共识为前提，证据为Ⅰ级为强推荐；证据为Ⅱ级及以下为弱推荐。

二、诊断及鉴别诊断

1. 诊断　发病急骤，数周内遍及全身。皮损在寻常型银屑病或正常皮肤上迅速出现针尖至粟粒大潜在无菌性小脓疱，淡黄色或黄白色，密集分布，常融合成片状脓湖，迅速发展至全身，伴肿胀、疼痛。有沟纹舌，指（趾）甲肥厚、浑浊。病程数月或更久，可反复周期发作，也可发展为红皮病。常伴高热、关节痛；并发肝肾系统损害，也可因继发感染、器官功能衰竭而危及生命。

2. 鉴别诊断

（1）急性泛发性发疹性脓疱病（acute generalized exanthematous pustulosis, AGEP）：抗菌和抗真菌药物是主要诱发因素，起病急，皮疹始于面部或褶皱部，表现为针尖至半米粒大浅表非毛囊性无菌脓疱，散在或密集，继而泛发，伴烧灼或痒感，停药两周内消退，伴大片脱屑；重者脓疱融合成脓糊，可伴发热、寒战、白细胞升高、嗜酸性粒细胞增多、低钙血症、少有肾衰竭等全身症状。

（2）角层下脓疱性皮病（subcorneal pustular dermatosis）：慢性良性经过，反复发作，间隔数日或数周不等。发于腋下、腹股沟、乳房下、掌跖、躯干和四肢近侧屈面，在正常皮肤或轻度红斑基础上出现豌豆大小脓疱，散在或群集，卵圆形，疱壁松弛，呈弦月状，数日后脓疱吸收或破裂，留下浅表薄痂、叶状鳞屑，痊愈留下棕褐色沉，一般无自觉症状，可伴轻度瘙痒，无发热等全身症状。

三、辨证分型

本病多因湿热久蕴，兼感毒邪，热毒搏结，内燔营血，毒热炽盛，郁久成脓，发于肌肤；毒热易消灼阴液，久则阴虚血热或阴虚血瘀（Ⅲb，弱推荐）。

1. 毒热炽盛型（毒热炽盛，营血两燔证）（Ⅲb，弱推荐）　皮损色鲜红或弥漫潮红，多数脓疱，可伴大量渗出或脱屑，伴或不伴发热、心烦、乏力、关节痛、大便干、小便黄、口干；舌红或绛，苔黄或黄腻，脉数。

2. 阴虚血热型（阴液亏虚，余毒未清证）（Ⅲb 弱推荐）　皮损色淡红，浸润、脱屑明显，口干、乏力；舌红，苔少，或有沟纹，脉细数。

3. 阴虚血瘀型（气阴两虚挟瘀证）（Ⅲb 弱推荐）　皮损色黯红，脱屑、浸润明显，口干、乏力；舌黯红，有瘀斑，苔少，脉沉涩或细涩。

四、治疗

1. 治疗原则　遵循"急则治其标，缓则治其本"的治疗原则。清热解毒，贯穿始终：急性期治以清热凉血、解毒除湿为主；病程中后期出现热盛伤阴者,治以清热凉血、益气养阴为常法,辨证佐以活血解毒(Ⅴ,弱推荐)。

2. 中药汤剂

(1)毒热炽盛型

治法:清热解毒,凉血清营。

主方:犀角地黄汤合清营汤加减(Ⅲb,弱推荐)。

常用药物:水牛角、生地、牡丹皮、黄连、黄芩、黄柏、麦门冬、金银花、连翘、生石膏等。

(2)阴虚血热型

治法:养阴清热、祛湿解毒。

主方:竹叶石膏汤合黄连解毒汤加减(Ⅲb,弱推荐)。

常用药物:淡竹叶、生石膏、西洋参、麦门冬、黄芩、黄连、黄柏、水牛角、生栀子、甘草等。

(3)阴虚血瘀型

治法:益气养阴、活血解毒。

主方:竹叶石膏汤加当归、丹参、鸡血藤(Ⅲb,弱推荐)。

常用药物:淡竹叶、生石膏、麦门冬、西洋参、当归、丹参、鸡血藤、生地、土茯苓、金银花、白花蛇舌草等。

提示:本共识未推荐药物使用剂量,临床实践由医师酌情应用。

3. 中成药　中成药的选用应遵循《中成药临床应用基本原则》,辨病与辨证、对症治疗相结合,部分无明确证型的中成药可采用辨病用药。

(1)毒热炽盛证:羚羊角胶囊、清开灵口服液、紫雪散、犀黄丸等(Ⅴ,弱推荐)。

(2)阴虚血热型:生脉注射液、生脉饮、清开灵口服液等(Ⅴ,弱推荐)。

(3)阴虚血瘀型:生脉注射液、生脉饮(Ⅴ,弱推荐),丹参酮等(Ⅲb,弱推荐)。

(4)高热不退,对症治疗:穿心莲的提取制剂(穿琥宁注射液、喜炎平注射液等)(Ⅰb,强推荐),双黄连注射液、清开灵注射液(Ⅲb,弱推荐)。

(5)辨病治疗:雷公藤多甙片(Ⅲb,弱推荐)、白芍总甙胶囊(Ⅰb,强推荐),均有抗炎及免疫抑制双重效应;甘草酸制剂(甘草酸、复方甘草酸苷和甘草酸二胺等)(Ⅰb,强推荐)。

4. 药物外治　以辨证论治为原则,根据局部皮损情况选择药物。

（1）皮肤泛发红斑宜外涂京万红软膏、湿润烧伤膏（Ⅴ，弱推荐）。

（2）皮肤干燥，大量脱屑宜外用湿润烧伤膏、凡士林涂擦或甘草油、紫草油（Ⅴ，弱推荐）。

（3）皮损糜烂渗液则外扑青黛散、六一散（Ⅴ，弱推荐）。

5. 针灸疗法　针灸治疗本病有效，患者发热时（体温超过39℃），可根据皮损及患者情况选择不同的疗法，具体如下：

（1）体针：选大椎、十二井、十宣、曲池、合谷，毫针泻法（Ⅴ，弱推荐）。

（2）拔罐放血法：选大椎三棱针点刺，拔罐后留罐15分钟放血起罐（Ⅴ，弱推荐）。

（3）三棱针点刺法：选十宣、十二井，耳尖，耳背静脉，点刺出血（Ⅴ，弱推荐）。

6. 心理治疗　医务人员通过言语（包括语义和语音）、表情、姿势、态度、行为，或相应的仪器、环境改变患者感觉、认识、情绪、性格、态度及行为，增强患者信心、消除紧张，从而促进患者代谢、内分泌、免疫调节功能等健康状态的恢复，达到祛除疾病的目的。心理治疗可采用科普教育、心理疏导、行为治疗和安慰疗法等（Ⅴ，弱推荐）。

五、预防与调摄

1. 慎起居，注意休息。
2. 调畅情志，保持良好的精神状态，情绪开朗、心气调和，忌恼怒。
3. 保持局部清洁，防止继发感染。
4. 急性期宜清淡流食，病程中后期建议高蛋白饮食，慎食辛辣刺激。

附录3 寻常型银屑病中医外治特色疗法专家共识(2017年版)

中国中西医结合学会皮肤性病学专业委员会特色疗法学组

银屑病是以鳞屑性红斑为主要临床表现的慢性炎症性皮肤病,临床分为寻常型、脓疱型、关节型和红皮病型,其中以寻常型最为常见。祖国医学将银屑病称为牛皮癣、白疕、蛇虱、松癣、干癣等,从内因、外因等方面对其病因病机进行了系统阐述,并以中医理论为基础,以辨证论治为原则采用中药口服及中医特色外治疗法能够有效控制本病的进展并延长缓解期。其中,中药涂擦、熏蒸、封包、溻渍、药浴、火针、针刺、刺血拔罐、火罐、穴位埋线、放血、淀粉浴、自血等特色疗法,效果尤为显著,能显著改善皮损症状,明显延长皮损缓解期,无不良反应,且操作简便,价格低廉,是值得推广的绿色疗法。中国中西医结合学会皮肤性病专业委员会特色疗法学组经过长期的临床实践,对银屑病的特色疗法达到了基本共识,现汇报如下,以便同道批评指正。

一、涂擦疗法

1. 适用人群 寻常型银屑病进展期、稳定期、恢复期。皮损少而局限者,如皮损面积占全身面积的10%以下者,可选用外用药涂擦,多使用膏剂和霜剂,如紫连膏、普连膏、青黛散油膏等具有清热解毒、凉血活血、润肤止痒的功效,有利于清除皮损,控制症状,促使皮肤屏障修复。

2. 操作步骤 清洁患处后,将普连膏等药物轻轻挤出在手指尖,然后用手指将药物轻轻涂抹在患处皮肤并充分揉搓至皮肤将药物吸收。具体药物用量可参考指尖单位测量法(Finger tip unit，FTU)。1 个指尖单位是指药物挤出后从示指指尖覆盖到第 1 个指间关节的软膏或乳膏的量，相当于 1g 软膏。1 个指尖单位可以覆盖约 2% 的体表面积，即 2 个手掌大小的面积。

有学者运用普连膏(黄芩末 1 份，黄柏末 1 份，凡士林 8 份)治疗进行期及血热型银屑病，在内服中药的同时，治疗组外用普连膏，对照组外用 5% 硼酸软膏，2 次/日，观察 3 周，结果外用普连膏配合内服中药治疗本病具有良好效果。此后，该研究组运用多中心、大样本、随机、双盲、安慰剂对照的规范的临床试验方法证明了普连膏对于血热型银屑病的治疗安全、有效。普连膏已被载入寻常型银屑病(白疕)中医药临床循证实践指南(2013 年版)作为血热证银屑病推荐用药之。

二、中药熏蒸疗法

1. 适用人群　寻常型银屑病静止期、消退期和皮损表现为大斑块者，急性期不宜用，以免继发红皮病。治疗宜在饭后 1~2 小时内进行，空腹或饱餐后不宜操作。熏蒸前后适当补充水分，防止出汗过多引起虚脱。

2. 操作步骤　①机器预热，根据患者的证型选择适宜的方剂放入汽疗仪专用药物器中加入适量水煎煮，同时患者沐浴，洗去体表污垢，促进周身的血液循环；②舱内气体温度达 37℃ 时，将舱体调节成立姿，患者坐在一次性消毒垫上，将头部暴露在舱体外，关好舱门，调节舱体角度，使患者达到舒适的体位后锁定，令患者暴露患部，让中药蒸汽直接熏蒸患部；③根据患者的耐受能力调节温度，一般为 38~45℃，以患者耐受为宜，熏蒸时间为 20 分钟。每周 2~3 次水煎熏洗，10 次为 1 个疗程；④治疗完毕用毛巾轻轻擦去身上的水珠，立即将外用药涂抹患处。

3. 常用药物　各型银屑病患者需根据不同皮疹特点选用适宜的药物。血热型患者可选用牡丹皮、蒲公英、败酱草、土茯苓、苦参、黄柏等；血燥型可选用鸡血藤、当归、白鲜皮、徐长卿等；血瘀型可选用当归、透骨草、王不留行、桃仁、红花、煅牡蛎等。

三、熏药疗法

1. 适用人群　可用于寻常型银屑病各型皮疹，尤其是瘙痒明显及皮损肥厚者；急性期不推荐使用。伴随严重高血压、孕妇和体质较弱的患者一般慎用或禁用。

2. 操作步骤　将中药饮片碾粗末,用厚草纸将药物粗末制成纸卷,点燃一端至燃烧出现烟雾后在距离皮损 3～5cm 处熏烤,温度以患者耐受为度,每次 15～30 分钟,1～2 次/日。治疗过程中应经常用手试温,以免烫伤。治疗结束后,不要立即将皮肤表面的油脂(烟油)擦除,保持时间延长有助于增强治疗效果。治疗过程中产生的油烟刺激人体产生的头痛、轻微咳嗽及眼结膜不适等属于正常现象,治疗结束后会逐渐消失。

3. 常用药物　各型银屑病患者需根据不同皮疹特点选用适宜的方剂。常用的药物包括软坚散结类,如蓖麻子、苏子等;润肤止痒类,如蛇床子、地肤子、当归等。

四、中药封包疗法

1. 适用人群　寻常型银屑病静止期皮损较厚者,或各型银屑病皮损干燥脱屑者,或拒绝使用含有糖皮质激素类药膏的患者。

2. 操作步骤　取适量普连膏、紫连膏或青黛散油膏等均匀涂擦患处后,外用保鲜膜进行封包,松紧适度,2 次/日,夏季时可在保鲜膜上扎透气孔,封包时间约为 1～2 小时,以皮肤有潮热感为宜,利于药物的吸收。

五、中药塌渍疗法

1. 适用人群　寻常型银屑病进行期。

2. 操作步骤　将灭菌纱布叠至 6～8 层厚度后浸于中药洗液中,使用时将其拧至不滴水为度,将其溻渍于皮损处,2 次/日,20 分/次。

3. 常用药物　黄连、黄柏、马齿苋、金银花、苦参、苍术等。

六、中药药浴疗法

1. 适用人群　各型银屑病患者,急性期慎用。

2. 操作步骤　用无纺布将中药包好后用冷水浸泡 0.5 小时,先用武火煎煮再用文火煎煮 15～20 分钟,将第 1 次煮好的药汁倒出再用同样的方法煎煮第 2 次。然后将一次性的塑料袋套在椭圆形的木桶上,再将中药汁和中药无纺布包倒进药桶里,加温水,水量以将患者整个身体泡入其中为准。将水温调至 36～41℃,时间为 20～30 分钟,药浴期间可随时加热水保持温度。药浴 1 次/日,1 剂/次。患者应避免空腹浸浴,浸浴前 30～60 分钟进食。室温宜在 25～28℃。浸浴时尽量洗去鳞屑,以利于药物的吸收。

3. 常用药物　各型银屑病患者需根据不同皮疹特点选用适宜的药物。

血热型患者可选用牡丹皮、蒲公英、败酱草、土茯苓、苦参、黄柏等；血燥型可选用鸡血藤、当归、白鲜皮、川椒、徐长卿、透骨草等；血瘀型可选用当归、桃仁、红花、丹参、三棱、莪术、王不留行等。

4. 注意事项　年龄较大者注意避免跌伤；高血压、心脏病、皮肤感染者不宜使用。

七、火针疗法

1. 适用人群　静止期寻常型银屑病中医辨证属血瘀型，并排除长期口服阿司匹林等抗凝药者、血液系统疾病及凝血机制障碍者。

2. 术前准备　准备火柴或打火机、酒精灯、碘伏、95%乙醇、棉签及毫火针或细火针。于术前检查火针，若针尖老化或变钝，则应更换火针，减少针刺阻力。

3. 操作步骤　在温度适宜的环境下，嘱患者充分暴露皮损部位，医者站在患者右侧，对施术部位进行碘伏消毒2遍，点燃酒精灯，医者用酒精消毒右手手指，用左手持点燃的酒精灯，尽可能的移近皮损处，右手持火针，将火针于酒精灯外焰烧至红透，然后迅速将火针刺入施术部位，垂直进针，迅速出针。进针深度根据针刺部位及皮损厚度而定，一般四肢、腰腹可刺入6～8mm，胸背部可刺入3～5mm。出针后用消毒干棉球迅速轻按针孔片刻，以防出血或针孔疼痛。仔细观察针孔，如出现小丘疹、微红或局部出现灼热、胀痛或瘙痒等症状，均属于正常现象，一般可不做处理或贴上创可贴。出针后询问患者针刺部位有无不适感，防止出现晕针延迟反应。嘱患者对针眼处防水、防汗、防搔抓、防辐射。

有学者采用多中心、大样本、随机、前瞻性研究发现火针疗法可有效改善银屑病皮损肥厚鳞屑，减小皮损面积，并降低瘙痒程度，有效改善了患者皮损经久不退，顽固难愈的特点，值得大范围推广。

八、针刺法

1. 适用人群　各期寻常型银屑病患者。

2. 选穴　穴位多集中在背部，主要为足太阳膀胱经、足厥阴肝经和手阳明大肠经的腧穴。血热型取大椎、曲池等；血燥型取三阴交、太溪等；血瘀型取血海、膈俞等。皮损发于上肢者可加合谷、曲池、手三里、外关等；发于头皮者可加百会、风池；发于下肢者可加风市、委中、足三里、血海等；发于躯干者可加风门。

3. 操作步骤　患者取俯卧位,精神放松,充分暴露背部及患处皮肤。用75%酒精将穴位常规消毒后,采用毫针针刺,肺俞行泻法,肾俞行补法,肝俞、膈俞等平补平泻,留针 30 分钟后将针拔出。隔日治疗 1 次,连续 12 ~ 14 周。

有学者采用针刺联合灸法治疗寻常型银屑病患者 30 例,并与口服阿维A 对照,12 周后针灸治疗组总有效率达 90%,且疗效明显优于西药组。

九、刺血拔罐法

1. 适用人群　寻常型银屑病中医辨证属血瘀证及血热证者。

2. 术前准备　准备 75%酒精或碘伏、无菌棉签(带棉球)、三棱针、玻璃罐。操作前应检查罐口是否平整,若有损毁,则应更换玻璃罐。

3. 取穴　主穴为肺俞、心俞、肝俞、脾俞、肾俞,配穴为大椎、委中、至阳、神道、身柱、陶道。

4. 操作步骤　穴位常规消毒后,用三棱针点刺出血或用皮肤针叩打后,再将火罐吸拔于点刺的部位,使之出血,留罐 25 分钟。主穴每次选用 1 ~ 2个,配穴可交替选用。每次除去火罐后遗留之瘀血斑可外涂活血化瘀药膏促进其消退。7 次为 1 个疗程,隔日 1 次,每次 8 罐。

十、火罐疗法

1. 适用人群　斑块型银屑病或寻常型银屑病辨证属血瘀证者,尤宜于皮损位于腰部及大腿肌肉丰满部位者。部分热毒蕴血证者也可用。

2. 术前准备　准备火柴或打火机、纱布或棉团、95%乙醇、红花油(过敏者慎用或禁用)或凡士林油、玻璃罐。于术前检查玻璃罐口是否平整,若有破损,则应更换玻璃罐,以免划伤皮肤。

3. 操作步骤　通常包括闪罐、走罐、留罐等步骤。在温度适宜的环境下,嘱患者取侧卧或俯卧位,充分暴露患处,将适量红花油或凡士林油均匀涂于患处,然后选用口径适宜的玻璃火罐,用闪火法,将罐吸附在患处后迅速拔下,即闪罐;如此重复 5 ~ 10 次后医者右手握住罐体,向上、下或左右均匀循经络往返运动 5 ~ 10 次,后用闪火法将罐体吸附在皮损部位,即走罐;以皮肤出现紫红色或紫黑色疹点为度。治疗总时间约为 10 分钟,结束后可将罐体吸附在体表保持 10 分钟左右,即留罐。起罐后用灭菌纱布擦净患处。3

次/周，10 次为 1 个疗程。

十一、穴位埋线疗法

1. 适用人群　各型银屑病患者。

2. 选穴　取双侧肺俞、心俞、肝俞、脾俞、肾俞，共 10 个穴位。每次以 2~4 个穴位为宜。

3. 操作步骤　在选定的穴位处用甲紫标记，常规消毒后，用无菌止血钳夹持"0"号医用羊肠线 1.5cm，送入 12 号一次性埋线针针口处，采用注线法将埋线针对准穴位迅速垂直刺入皮下，缓慢进针至肌层，一般刺入 2cm 左右（视患者胖瘦情况而定），当患者出现酸、麻、沉、胀等针感时，左手边推针芯，右手边退针管，将羊肠线埋置在穴位内，退至皮下后迅速出针，针孔处用无菌敷料按压止血后，用创可贴固定，1 天后除去创可贴。每 20 天埋线 1 次，3 次为 1 个疗程。

4. 注意事项　治疗前须询问对羊肠线是否过敏；必须严格无菌操作，所使用的针具及线体均是一次性产品，保证一人一针，用后销毁；埋线后局部出现酸、麻、胀、痛的感觉属正常反应，体质较弱者更为明显，可持续 2~7 天；埋线后 6~8 小时内局部禁止沾水，并避免剧烈活动；体型偏瘦者或局部脂肪较薄的部位，埋线后可能出现小硬结，应密切观察，定期随访；埋线后宜避风寒、调情志，以清淡饮食为主，忌烟酒、海鲜及辛辣刺激性食物。

5. 禁忌证　女性在月经期及妊娠期一般不建议埋线；皮肤局部有感染或溃疡时不宜埋线；结核病活动期、严重心脏病、瘢痕体质及有出血倾向者等均不宜使用此法。

十二、放血疗法

1. 适用人群　寻常型银屑病中医辨证属血热型者。

2. 术前准备　准备 75% 乙醇或碘伏、无菌采血针或三棱针、无菌棉签。

3. 操作步骤　按摩双耳数分钟后，用 75% 乙醇或碘伏常规消毒。于外耳轮取穴：耳尖、肝阳；对耳轮体部取穴：腰骶椎、胸椎、颈椎、内分泌。另外还可根据体表皮损分布情况在耳部相应穴位取穴。用采血针、三棱针或手术刀片将耳部皮肤横向划开 3mm 左右切口，每处出血 2~3 滴为宜。躯干取穴以背部及四肢伸侧为主，每次取皮损 1~2 处交替进行。于皮损边缘做同上治疗，划口数目视皮损大小而定，出血数滴，局部有热胀感为佳。操作要轻、快、浅，切忌伤及软骨，术毕用75%乙醇擦拭局部皮肤，不必盖敷料，一般切口2~3天即可愈合，每次只在一侧治疗，下次改在另一侧操作，两侧治疗，此疗法1次/周，4次为1个疗程，若治疗1个疗程有效而未愈者，可继续第2个疗程。

十三、淀粉浴疗法

1. 适用人群　寻常型银屑病辨证属血燥证者，尤其适用于皮损脱屑明显者。

2. 操作步骤　取约250g淀粉，加温水300L(约半浴缸水)，使水的颜色为淡白色，类似淘米水或米汤的颜色即可。水温以38~42℃为宜，切不可烫洗皮肤。将全身浸泡于调配好的浴水中(没有浴缸的患者，可以用毛巾浸淀粉水后将皮肤淋湿，反复冲淋患处)。洗浴时间为15~20分钟。洗浴完毕，用毛巾轻拭或蘸干水渍即可，无须用清水冲淋。切记不可用软刷或毛巾用力擦洗皮肤，不可边洗边搔抓皮肤，以免加重皮损。

十四、自血疗法

1. 适用人群　各型银屑病患者中病程较长者，急性期患者不适用。

2. 选穴　根据病情辨证选取穴位，主穴多取足三里、曲池、血海、三阴交等。取足三里为双侧，而曲池、血海、三阴交则单取一侧，交替进行。

3. 操作步骤　选取患者一侧肘部静脉，于肘关节上4~8cm处用止血带垂直升压，此时可在肘部皮肤上触及明显充盈的血管，按常规方法消毒后，用一次性静脉采血针快速刺入血管，见回血后立即松开止血带，用10mL一次性注射器快速采血5~8mL，拔出采血针后用棉棒按压止血。同时对所选穴位皮肤进行常规消毒，快速将所取血液于1~2分钟内注射于选定穴位，1mL/个。所选配穴一般是与患病部位相关或相近的，如上肢选外关、合谷、手三里等；背部多选肾俞、肺俞、肝俞；下肢选风市、悬钟、阳陵泉等；1次/周，8次为1个疗程。

总之，银屑病病因复杂，治疗手段较多，中医药的优势明显，特别是近年来的特色疗法应用后大大提高了疗效，尽管如此也切忌一哄而上、事倍功半。治疗时要结合患者具体病情及中医辨证，充分掌握所用疗法的操作技能和适应证，操作要规范，要经过专业培训，这样才能够充分发挥祖国医学的优势，提升疗效。愿与同道共同实践、成长。

附录4 中国银屑病诊疗指南
(2018简版)

中华医学会皮肤性病学分会银屑病专业委员会

银屑病是一种遗传与环境共同作用诱发、免疫介导的慢性、复发性、炎症性、系统性疾病，典型临床表现为鳞屑性红斑或斑块，局限或广泛分布，无传染性，治疗困难，常罹患终生。

一、流行病学

银屑病患病率在世界各地有显著差异。欧美患病率为1%～3%，我国1984年报告银屑病患病率为0.123%，2008年调查6个城市患病率为0.47%，依此推算，中国银屑病患者约在600万以上。银屑病可发生于各年龄段，无性别差异。30%的患者有家族史，多数患者冬季复发或加重，夏季缓解。

二、诊疗现状

典型皮损易于诊断。若医生对疾病理解不全面或对临床体征缺乏综合分析能力，易造成误诊。银屑病的治疗以控制症状、改善生活质量为主。

三、本次指南的编写背景

中华医学会皮肤性病学分会银屑病专业委员会按照循证医学原则，在《中国银屑病治疗指南(2008年版)》和《中国银屑病治疗专家共识(2014年版)》的基础上，参考国内外最新指南，并结合我国国情，邀请西医和中医领域权威专家组成指南编写委员会，制定出包括中医药治疗在内的具有中国特色的《中国银屑病诊疗指南》，指导我国银屑病诊疗行为。

四、本指南的适用范围及有关声明

本指南供皮肤科医生及其他涉及银屑病诊疗的医生使用。在编写过程中,尽可能纳入当前有循证医学证据的银屑病诊疗信息,但因取舍标准难以完全统一,指南仍有不尽人意之处。我们鼓励读者学习该指南发布后出现的新知识。

五、病因及发病机制

尚未完全清楚。西医认为病因涉及遗传、免疫、环境等多种因素,通过以T淋巴细胞介导为主、多种免疫细胞共同参与的免疫反应,引起角质形成细胞过度增生、关节滑膜细胞与软骨细胞炎症发生。中医认为本病多属血分热毒炽盛,营血亏耗,瘀血阻滞,化燥生风,肌肤失养。

六、银屑病的诊断、分型与分期

西医诊断主要依据皮疹特点(包括皮疹形态、境界和分布等)和病史(包括发病情况、演变及消长规律、伴随症状和治疗反应等),结合既往史和家族史,必要时可借助组织病理和影像学技术(如皮肤镜等)明确诊断。

1. 寻常型银屑病

(1)点滴状银屑病:诊断依据:①起病急,皮疹为0.3～0.5cm大小丘疹、斑丘疹,色泽潮红,覆以鳞屑,广泛分布;②发疹前常有咽喉部链球菌感染病史;③白细胞计数及中性粒细胞比例升高,抗链球菌溶血素O升高;④经适当治疗,皮疹在数周内消退,少数转为慢性病程。

(2)斑块状银屑病:最常见的类型,约占90%。诊断依据:①皮疹基本特点为境界清楚的暗红色斑块或浸润性红斑,上附白色、银白色鳞屑;②查体见"蜡滴现象""薄膜现象""点状出血现象"(Auspitz征)和"束状发"等;③皮疹好发于头皮、背部和四肢伸侧;④伴或不伴瘙痒;⑤进行期可有同形反应;⑥皮损反复发作,多数冬重夏轻。

(3)分期:①进行期,旧皮损无消退,新皮损不断出现,皮损炎症明显,周围可有红晕,鳞屑较厚,有"同形反应";②静止期,皮损稳定,无新发皮损,炎症较轻,鳞屑较多;③退行期,皮损缩小或变平,炎症基本消退,遗留色素减退或色素沉着斑。

(4)疾病严重度分类:①轻度,皮损面积<3%体表面积(BSA),甚少影响患者生活质量,基本无须治疗,皮肤病生活质量指数(DLQI)2～5分;②中

度，皮损累及 3% ~ 10% BSA，影响生活，患者期望治疗能改善生活质量，DLQI 6 ~ 10 分；③重度，皮损面积 > 10% BSA，极大地影响患者生活质量，DLQI > 10 分。

2. 脓疱型银屑病

（1）局限性脓疱型银屑病：①掌跖脓疱病：掌跖部位红斑基础上发生脓疱，伴或不伴其他部位银屑病皮损，病理示表皮内中性粒细胞聚集形成脓疱；②连续性肢端皮炎：指（趾）末端发生的红斑、脓疱，常有外伤等诱因，可从 1 个指（趾）逐渐累及多个指（趾），甲脱落、萎缩，病理同掌跖脓疱病。

（2）泛发性脓疱型银屑病：①迅速出现针尖至粟粒大小、淡黄色或黄白色浅在性无菌性小脓疱，密集分布；②片状脓湖，全身分布，肿胀疼痛；③红皮病改变、关节和指（趾）甲损害；④寒战和高热（呈弛张热型）。

3. 红皮病型银屑病　诊断依据：①一般有其他类型银屑病病史；②疾病本身加重或由于用药不当或其他刺激诱发病情急剧加重，发生弥漫性红斑、肿胀和脱屑，皮损 > 90% BSA；③有时仍可见寻常型银屑病皮损；④可伴发热等系统症状和低蛋白血症。

4. 关节病型银屑病　诊断依据：①一般有其他类型银屑病病史；②指（趾）关节、四肢大关节或脊柱及骶髂关节肿痛，可有明显"晨僵"现象；③X线、核磁共振成像和 B 超等影像学检查示附着点炎，受累关节腔积液、滑膜增厚，严重者出现关节变形、关节腔狭窄或骨质破坏；④C - 反应蛋白升高，红细胞沉降率加快，类风湿因子常阴性，脊柱或骶髂关节受累者 HLA - B27 常阳性。

5. 中医辨证诊断　基本证型包括血热证（见于进行期，炎症为主）、血瘀证（见于静止期，增生为主）、血燥证（见于退行期，皮肤屏障功能障碍为主）、热毒炽盛证（见于红皮病型或泛发性脓疱型）、湿热蕴结证（见于局限性脓疱型）和风湿痹阻证（见于关节病型）。各证型间可互相转化、演变、兼夹。

七、银屑病共病

银屑病不仅是一种皮肤病，更是一种系统性疾病。特别是中重度患者，可罹患高脂血症、糖尿病、代谢综合征、克罗恩病和动脉粥样硬化性心血管疾病等系统性疾病。

八、银屑病的治疗目的和原则

治疗目的：控制和稳定病情，减缓向全身发展的进程；消除或减轻红斑、鳞屑、斑块等皮损;避免复发或诱发加重的因素;减少不良反应;提高生活质量。

银屑病有局部治疗、物理治疗和系统治疗等多种疗法。临床医师应权衡利弊,根据个体病因、疾病亚型、严重程度和治疗要求合理制定治疗方案。对中重度银屑病患者,若单一疗法效果不佳,应予联合、交替或序贯治疗。

治疗原则:①正规,强调使用指南推荐的治疗药物或方法;②安全,以确保安全为首要,尽量避免不良反应;③个体化,应综合考量患者的病情、需求、耐受性、经济承受能力、既往治疗史和药物不良反应等制定合理的治疗方案。

九、银屑病的局部治疗

1. 外用药物治疗 常用于轻度银屑病患者。优点是药物直接作用于皮损,起效快,使用方便,全身不良反应少。缺点是长期使用可出现局部不良反应,皮损泛发者使用不便,患者依从性差异较大。

应根据皮损特点和患者需求,选择不同种类及剂型的外用药物。常用外用药物包括润肤剂、保湿剂、维生素 D_3 衍生物、维 A 酸类、糖皮质激素、钙调磷酸酶抑制剂、抗人白介素 8(IL-8)单克隆抗体和焦油制剂等。复方制剂可提高疗效、减轻不良反应,便于患者使用,如复方卡泊三醇(卡泊三醇 + 倍他米松)、复方丙酸氯倍他索(维 A 酸 + 丙酸氯倍他索)及复方他扎罗汀(他扎罗汀 + 倍他米松)等。

皮肤屏障功能不全与银屑病的复发密切相关,因此保护皮肤屏障在预防银屑病复发中至关重要。坚持外用含神经酰胺/Λ 神经酰胺的保湿剂能降低银屑病复发率和减轻复发时的严重程度。目前,非药物局部保湿剂是国际公认的治疗银屑病的一种标准化辅助治疗方法。

2. 光疗 紫外线包括长波紫外线(UVA,波长 320～400nm)、中波紫外线(UVB,波长 290～320nm)和短波紫外线(UVC,波长 180～290nm)。临床应用最广泛的是窄谱 UVB(NB-UVB),适用于中重度寻常型银屑病、关节病型银屑病。红皮病型和脓疱型银屑病患者慎用。

NB-UVB 治疗方法:首先测定患者的最小红斑量(MED);初始剂量以 0.5～0.7MED 照射;每周治疗 3 次。根据患者照射后的反应,递增前次剂量的 10%～20% 或固定剂量(0.05J/cm² 或 0.1J/cm²);治疗后如无明显红斑,可递增照射剂量;出现轻度红斑,维持原剂量照射;出现中、重度红斑,待红斑消退可继续治疗，但照射剂量需减前次剂量的10%～20%；出现痛性红斑或水疱，应暂停治疗并作对症处理。减量：皮疹消退超过80%时，可减少至每周2次，维持1个月，然后每周1次，维持1个月，最后每2周1次，维持2个月以上，剂量视患者接受照射后的反应和耐受情况减少15%～25%。总治疗时间需要4个月或更长。

UVA联合光敏剂补骨脂素（psoralen）治疗（简称PUVA）及308nm准分子激光和308nm滤过紫外线可用于局限性顽固皮损。

3. 中医外治法　分为中药外治法和非药物疗法。中药外治法包括涂擦、封包、药浴、熏蒸、湿（渍）和穴位注射疗法等。非药物疗法包括火罐、针刺、穴位埋线、火针、三棱针和耳针疗法等。应辨证施治，掌握适应证、禁忌证和操作规范。

十、银屑病的系统治疗药物

1. 甲氨蝶呤（methotrexate，MTX）　MTX对中重度斑块状、关节病型、红皮病型、泛发性脓疱型银屑病均显示较好的疗效，对甲银屑病和掌跖部位银屑病也有疗效。在光疗、光化学疗法和其他系统治疗无效时尤为适用。常用推荐剂量为5～25mg/w，起始剂量2.5～7.5mg/w，可单次口服或分3次口服（每12小时服药1次，每周连续服药3次），每2～4周增加2.5mg，逐渐增加剂量到15～25mg/w。病情控制后至少维持1～2个月后逐渐减量，每4周减2.5mg，直到最小维持量。MTX疗效在12周或16周较好，如无明显疗效，则停止治疗改用其他药物治疗。MTX治疗期间须定期检测血常规、肝肾功能。若连续累积剂量大于1500mg，须定期检测Ⅲ型前胶原氨基末端肽（PⅢNP），预防及监测肝纤维化。使用MTX治疗的患者是否补充叶酸目前观点不一，建议补充叶酸认为可以减少MTX的不良反应，不会降低疗效。补充叶酸有两种建议，一是1mg/d连用5天，二是5mg/12h每周3次，在最后1次服用MTX后12小时开始服用。

2. 环孢素（cyclosporine A）　环孢素对各型银屑病均有效，推荐用于严重病例和其他疗法失败的中重度银屑病患者。

环孢素常用推荐剂量为3～5mg/（kg·d），可用每日2次的给药方法。治疗银屑病的推荐起始剂量一般为2.5mg/（kg·d），治疗4周，接着按每2周增加0.5mg/（kg·d）至最大剂量5mg/（kg·d）。如果患者服用可以耐受的最大剂量超过6周后还没有满意的疗效则必须停药。症状控制后逐渐减量，每

2周减0.5~1mg/(kg·d),直至最低有效剂量维持治疗。环孢素逐渐减量比突然停用复发率低、缓解期长。环孢素停药后病情易反复,常在2周至2个月内恢复到治疗前的程度,故应小剂量长期维持治疗。

环孢素使用方法:①间歇式短程疗法,短期口服环孢素(12~16周)至银屑病症状明显改善后停止用药;②持续性长程疗法,CyA初始剂量为4mg/(kg·d),当临床症状明显好转或基本治愈后,继续以最低剂量治疗,以维持疗效,维持剂量一般为3~3.5mg/(kg·d);③救援疗法,指对于一些重度银屑病患者短期使用环孢素治疗,使环孢素快速发挥其治疗作用,接着用其他药物替代治疗,作为"救援"或"桥接"治疗,主要用于红皮病型银屑病、亚红皮病型银屑病及泛发性脓疱型银屑病的治疗;④交替治疗,为了减少环孢素持续用药治疗的时间和可能的不良反应,可交替使用其他系统药物治疗(如阿维A、延胡索酸酯,MTX,霉酚酸酯)。

对儿童和青少年患者,建议在严重病例用其他药物治疗无效的情况下慎重使用。肾毒性和高血压是被高度关注的不良反应。短期治疗时间2~4个月,长期治疗时间不超过2年。

3. 维A酸类 主要适用于斑块状、脓疱型和红皮病型银屑病,对关节病型银屑病疗效欠佳。阿维A口服常用推荐剂量为0~1.0mg/(kg·d),最好与食物同服,可加强药物吸收。治疗常用的剂量为30~50mg/d。阿维A治疗斑块状银屑病的推荐起始剂量为10~20mg/d,持续2~4周,逐渐增加至达到皮损明显改善,最大剂量不超过1.0mg/(kg·d)。维持剂量个体间差异较大,视患者情况而定。联合治疗时,建议剂量低于30mg/d。育龄期妇女、老年人、儿童及青少年患者慎用,孕妇禁用。

4. 生物制剂 近年来,针对细胞炎症因子的单抗类生物制剂相继被用于对传统系统药物反应不佳、严重影响生活质量、伴有明显关节症状的中重度银屑病患者的治疗,呈现良好的疗效和安全性。目前用于银屑病临床治疗的生物制剂包括肿瘤坏死因子α拮抗药(依那西普、英夫利西单抗、阿达木单抗),IL-12/23拮抗剂(乌司奴单抗)和IL-17A拮抗剂(司库奇尤单抗)。

(1)依那西普:推荐25mg每周2次或50mg每周1次皮下注射。儿童(4~17岁)用药剂量为每周0.8mg/kg。一般于给药后1~2个月起效,治疗停止后病情仍有继续改善的可能。

(2)英夫利西单抗:推荐静脉给药5mg/kg,分别在第0周、2周、6周给药，此后每8周给药1次。一般于给药2周后即可出现疗效，通常于第10周时达到最佳疗效。

（3）阿达木单抗：推荐起始剂量80mg皮下注射，第2周40mg，以后每2周40mg。治疗后2周即显效，一般于12～16周达到最佳疗效。

（4）乌司奴单抗：推荐第0周和第4周，45mg（体重感100kg）或90mg（体重＞100kg）皮下注射，此后每12周重复用药1次，若疗效欠佳，可增加用药剂量或者每8周用药1次。

（5）司库奇尤单抗：目前国内正在进行Ⅲ期临床试验。推荐用法：第0周、1周、2周、3周、4周300mg皮下注射，之后300mg每月1次维持。

5. 中医内治法　选择中医治疗的轻中度银屑病患者以中医内治法为主，重度、脓疱型、红皮病型、关节病型银屑病推荐中西医结合治疗。点滴状和斑块状银屑病在进行期以清热凉血为主，静止期、退行期以养血润燥、活血化瘀为主；红皮病型或泛发性脓疱型银屑病治以泻火解毒；局限性脓疱型银屑病治以清热利湿解毒；关节病型银屑病治以祛风除湿通络。

复方青黛胶囊（丸）、郁金银屑片、银屑灵、银屑冲剂、克银丸、消银颗粒、消银片等复方中成药常用于银屑病的治疗，但尚需积累循证医学证据。雷公藤制剂、昆明山海棠、白芍总苷、复方甘草酸苷、甘草甜素及甘草酸等单方或单体中成药或植物提取药辅助治疗银屑病有效。复方甘草酸苷可用于预防或减轻某些系统药物治疗引起的肝脏损害。

十一、银屑病的治疗方案

治疗方案的选择旨在有效控制疾病、降低药物不良反应和提高患者依从性。在此原则下，针对个体制定基于各种治疗药物或手段的序贯、联合或替换疗法。

十二、各型银屑病的治疗

1. 点滴状银屑病　主要以外用药或光疗为主。

维生素 D_3 衍生物：他卡西醇适用于急性点滴状银屑病，可与弱效或中效糖皮质激素联用或单用，也可与 UVB 联合。

糖皮质激素：可选用弱效或中效糖皮质激素（如氢化可的松/糠酸莫米松/丙酸氟替卡松软膏等），也可与他卡西醇或 UVB 联合。

光疗：优先选择 NB－UVB；联合保湿剂、糖皮质激素或维生素 D_3 衍生物疗效更好。

部分点滴状银屑病患者与链球菌感染相关,扁桃体切除可能会改善病情、延长缓解期、提高疗效。

系统治疗包括抗生素和中医中药等。维 A 酸类和免疫抑制剂治疗有效,但需慎重。

2. 斑块状银屑病 轻度患者以局部治疗为主,大多能有效控制病情。外用制剂包括维生素 D₃ 衍生物、维 A 酸类、中效或强效糖皮质激素及钙调磷酸酶抑制剂等。局部光疗也可选用。单一用药不良反应明显或疗效不好时,可选择两种或多种药物交替或联合。常用联合方案包括:维生素 D₃ 衍生物 + 钙调磷酸酶抑制剂、糖皮质激素 + 维生素 D₃ 衍生物、糖皮质激素 + 维 A 酸类等。

中重度患者需系统治疗或光疗。药物包括维 A 酸类、免疫抑制剂(如 MTX、环孢素、雷公藤制剂)和生物制剂等。系统治疗可联合局部用药以提高疗效。皮损广泛者可采用光疗(如 NB – UVB 或 PUVA)。

3. 红皮病型银屑病 需要系统治疗和评估患者的整体情况。药物包括维 A 酸类、MTX、环孢素和生物制剂等。阿维 A 及 MTX 对红皮病型银屑病长期疗效好,但起效较慢,逐渐减量可有效预防复发。病情重、不稳定的患者推荐使用环孢素或生物制剂。

一般不推荐局部或系统应用糖皮质激素,除非患者出现严重中毒症状并危及生命。病情严重紧急时应系统用糖皮质激素控制急性炎症,病情控制后逐渐减量至停用。如患者合并发热、低蛋白血症、水电解质紊乱、继发感染和肝功能异常等,应注意监测全身状况,予营养支持、维持水电解质平衡、防治感染及保肝等。同时注意保护心、肾和中枢神经系统等重要脏器或系统的功能。

4. 脓疱型银屑病 泛发性患者可选维 A 酸类、MTX、环孢素和生物制剂等。阿维 A 是泛发性脓疱型银屑病的标准治疗药物,在急性病情控制后逐渐减至小剂量维持。对于重症患者,可选用生物制剂或环孢素作为初始治疗,待病情控制后可改用维 A 酸类或 MTX 维持。

糖皮质激素能够快速控制脓疱蔓延、缓解全身症状,但使用须谨慎,建议只在病情特别严重、危及生命,且其他措施疗效不佳或有禁忌的情况下慎重选用。推荐与阿维 A 或免疫抑制剂联合,取得满意疗效后逐渐减量至停用。

局部用药以保护为主，脓疱未破时可用炉甘石洗剂减轻肿胀，脓疱破后以清洁皮肤为主。局限性脓疱型银屑病除局部治疗外，也可参考使用系统治疗。

5. 关节病型银屑病　目的是控制炎症、预防关节损伤和失能。应充分评估患者的关节损害类型及严重程度。治疗包括适当休息，避免过度劳累加重关节损伤，鼓励适度关节功能锻炼。系统药物包括非甾体类抗炎药、MTX 和生物制剂等。雷公藤制剂和白芍总苷可减轻关节炎症状。

十三、特殊部位银屑病的治疗

1. 头皮银屑病　累及 45% ~ 80% 的患者，多为首发，也可单独患病。皮损鳞屑较厚，常超出发际，可见"束状发"。煤焦油类、水杨酸类洗发产品有辅助治疗作用。外用糖皮质激素对轻、中、重度患者均有效，推荐中效至强效糖皮质激素，开始每日 2 次，逐渐改为每日 1 次。维 A 酸类和卡泊三醇的疗效次于强效糖皮质激素，但长期使用耐受性好、风险小，是外用糖皮质激素的首选配伍。

中重度患者亦可予系统治疗，可选用阿维 A、MTX、环孢素或生物制剂。

2. 甲银屑病　可发生于各型银屑病。90% 的关节病型银屑病患者有甲改变（如点状凹陷、油滴征、甲剥离、甲溶解、甲下角化过度等）。常用强效或超强效糖皮质激素治疗，对甲母质受累所致的甲损害效果较好，每日外用 1 ~ 2次。卡泊三醇对甲床受累所致的甲损害效果较好。他扎罗汀对甲剥离和甲凹点疗效较好，需封包以加强疗效，常见不良反应为红斑、局部刺激、脱屑和甲沟炎。甲周注射小剂量曲安奈德对改善甲母质受累所致的甲损害疗效明显。环孢素是治疗甲银屑病效果最好的经典用药。

3. 反向银屑病　皮损累及腋窝、乳房下褶、腹股沟、生殖器和会阴部等皱褶区域。以局部治疗为主，必要时应用物理治疗，一般不采用系统治疗。首选低中效糖皮质激素，维持阶段选更低效的糖皮质激素，并逐渐以维生素 D_3 衍生物或钙调磷酸酶抑制剂替代，不主张用强效或超强效糖皮质激素。生殖器部位皮损应选用弱效糖皮质激素（如氢化可的松）及中效或软性糖皮质激素（如糠酸莫米松和丁酸氢化可的松）。钙调磷酸酶抑制剂对黏膜部位损害有效。

系统治疗只用于重症或合并其他类型银屑病或病情严重影响患者生活质

量时，可选用 MTX、环孢素和维 A 酸类等。

十四、特殊人群银屑病的治疗

1. 儿童银屑病　轻度银屑病患儿通常只需局部治疗，推荐常规使用润肤剂。糖皮质激素应用最广泛。维生素 D_3 衍生物也常用于儿童轻、中度银屑病。钙调磷酸酶抑制剂多用于面部、生殖器和皱褶部位，可单用或与糖皮质激素联用。

泛发性斑块状或点滴状银屑病和掌跖脓疱病可选用光疗。NB – UVB 对点滴状和小斑块状银屑病比大斑块状银屑病效果好，应注意长期光疗的潜在致癌风险。常用的系统药物包括维 A 酸类、MTX、环孢素和生物制剂。关节病型患儿首选 MTX 或生物制剂。注意必须让监护人了解所选方案可能出现的不良反应及进行长期监测的必要性。

2. 孕妇及哺乳期妇女银屑病　润肤剂和保湿剂是妊娠及哺乳期最安全的基础用药。外用糖皮质激素可酌情选择。孕前至孕期全程小面积使用弱效或中效糖皮质激素相对安全，禁止大面积使用。不建议孕期外用维生素 D_3 衍生物。避免在孕早期系统应用糖皮质激素。

3. 老年银屑病　谨慎选择外用糖皮质激素，对于屈侧皮肤，应避免使用刺激性外用药。复方制剂可减少不良反应，提高疗效，用药方便，依从性高。外用药物疗效不佳，且因合并症和相关风险因素不宜应用系统药物者，建议光疗。

维 A 酸类可用于无严重肝肾功能不全的老年患者，需注意三酰甘油升高的风险。而环孢素在老年人中经肾脏排泄减少，应谨慎使用。

十五、以患者为中心的心理治疗、疾病管理与预防

1. 心理治疗　心理治疗是指用心理学方法，通过语言或非语言因素，对患者进行训练、教育和治疗，以减轻或消除身体症状，改善心理精神状态，适应家庭、社会和工作环境。银屑病也是一种心身疾病，心理因素在银屑病的诱发、发展及治疗中具有重要作用，对银屑病患者健康相关生存质量（healthrelated QoL，HRQoL）的影响与对癌症、心力衰竭、糖尿病和抑郁症 HRQoL 的影响相当。多数银屑病患者常表现为焦虑、紧张、抑郁、自卑等心理，银屑病反复、迁延的特点致部分患者对治疗失去信心，进而中断治疗，引起焦虑烦躁等心理反应，进一步加重病情。银屑病本身是一种损容性疾病，易使患者产生自卑心理，严重影响社会生活，明显增加自杀率及死亡率。因此，心理治疗是银屑病治疗中不可或缺的一部分。

心理治疗主要分为以下四部分：①健康宣教干预：加强患者对疾病本身的认识，指导患者规范、合理用药；②护理服务干预：优化医患关系，融入人文关怀，操作规范，协助患者服药擦药；③特定心理干预：根据患者的具体情况进行针对性的心理疏导及行为干预，包括放松训练（心情放松、腹式呼吸、音乐及肌肉放松法）、集体心理干预及生物反馈疗法；④系统性心理干预：通过医护人员的语言、表情、姿势、行为及关怀等来影响和改善患者的情绪，解除其顾虑和烦恼，增强战胜疾病的意志和信心，达早日康复的目的。

2. 为患者提供有针对性的医学教育　①要让患者认识到银屑病是一种慢性疾病，虽然严重影响生活质量，但无传染性，若能及早合理治疗，可提高生活质量，一般不危及生命；②要让患者相信科学，充分认识到银屑病是由不良生活习惯、心理压力、感染或环境因素诱发或加重的疾病，不要听信偏方，盲目寻求根治；③对患者进行有针对性的健康管理，倡导健康的生活方式，鼓励患者到当地医院的银屑病门诊就诊，进入随访队列，接受个体化的治疗和健康教育。

3. 向全社会普及医学知识　加强对全社会的科普宣传，让大众知晓银屑病是一种无传染性的慢性疾病，给予患者理解和尊重，消除患者的心理顾虑。虽然银屑病有遗传因素存在，但现有的研究并未指出其遗传的必然性。

4. 预防　银屑病的发生与复发受多种自身及环境因素的影响，如呼吸道感染、精神过度紧张或抑郁、不良生活习惯（如吸烟、酗酒）或过度肥胖等均可诱发或加重疾病。患者应不断总结，摸索发病规律，培养良好的生活习惯，配合积极有效的治疗，预防银屑病的发生和复发。